DAS GEHEIMNIS MENTALER STÄRKE

Band 2

14 MENSCHEN, 14 GESCHICHTEN, 14 WEGE

DAS GEHEIMNIS MENTALER STÄRKE

Band 2

14 MENSCHEN, 14 GESCHICHTEN, 14 WEGE

Ein gemeinnütziges Buchprojekt, das
zu Gunsten des Vereins „mutige Kinder e.V."
sowie „Fruchtalarm gGmbH" ist.

Herausgegeben von Marc Chapoutier alias Knochenmarc

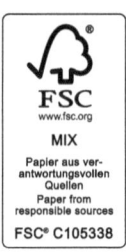

Externe Links wurden bis zum Zeitpunkt der Drucklegung des Buches geprüft. Auf etwaige Änderungen zu einem späteren Zeitpunkt hat der Verlag keinen Einfluss. Eine Haftung ist daher ausgeschlossen.

Die Autorinnen und Autoren und der Verlag haben dieses Werk mit höchster Sorgfalt erstellt. Dennoch ist eine Haftung des Verlages oder der Autorinnen und Autoren ausgeschlossen. Die im Buch wiedergegebenen Aussagen spiegeln die Meinung der Autorinnen und Autoren wieder und müssen nicht zwingend mit den Ansichten des Verlags übereinstimmen.

Bibliografische Information der Deutschen Nationalbibliothek

Die Deutsche Nationalbibliothek verzeichnet diese Publikation in der Deutschen Nationalbibliografie; detaillierte bibliografische Daten sind im Internet über http://dnb.d-nb.de abrufbar.

1. Auflage 2022
2. Band

ISBN: 9783756842124
Korrektorat: Ralf Rausch
Umschlaggestaltung: Annette Funk
Satz und Layout: 4H Digital
Druck und Bindung: Books on Demand GmbH

Autoren-Management: Isabel Zwanzig & Marc Chapoutier

Inhaltsverzeichnis

Vorwort von Reiner Calmund

Mit Kompetenz und Leidenschaft zum Erfolg

Im Profi-Fußball geht's sofort immer um Millionenbeträge. Man könnte meinen, Geld regiert die Fußballwelt. Das mag sicherlich so sein. Im Fußball muss der wirtschaftliche Erfolg stimmen: TV- und Sponsoren-Einnahmen, Spielertransfers, Tickets und Merchandising, Image und Marke, Umsatz und Gewinn. Das ist die Basis für den sportlichen Erfolg. Nur dann ist ein Verein Spitzenklasse. Emotionen spielen dabei auch eine entscheidende Rolle. Während wirtschaftliche Zahlen rein rational zu betrachten sind, geht's im Fußball an die Wurzeln und dort auf die emotionale Ebene. Ich liebe meinen Verein – aber ich erkämpfe den anderen. Dazwischen gibt's meistens nichts.

Es kommt nicht darauf an, was Du kannst, sondern was Du tust.

Das habe ich ja am eigenen Leib erfahren. Ich war 55, als Bayer Leverkusen und ich getrennte Wege gingen. Ich konnte mir in meinem Leben gar nichts anderes vorstellen als Bayer 04. Ich war Jugendleiter und Stadionsprecher. Ich war Vorstand und Manager – und dann Geschäftsführer der Bayer 04 Leverkusen Fußball GmbH. Ich habe diesen Verein geliebt. Wir haben 1988 den UEFA-Cup gewonnen und 1993 den DFB-Pokal. Wir holten auch viele

Vize-Titel in der Bundesliga sowie im DFB-Pokal und der Champions League. Es war die größte Zeit, die der Verein je erlebt hatte. Ich durfte Spieler verpflichten wie Ulf Kirsten, Rudi Völler, Bernd Schuster und Michael Ballack. Aus Brasilien kamen Stars wie Lucio, Emerson, Paulo Sergio, Jorginho, oder Zé Roberto. Bayer Leverkusen war mein Leben.

Und dann stand ich plötzlich vor dem Nichts. Früher war man mit 55 ja schon alt. Was macht ein alter Sack kurz vorm Ruhestand? Ich brauchte einige Zeit – bis mir klar wurde: entscheidend ist im Kopf. Ich habe es selbst in der Hand. Ich komme aus dieser Situation nur heraus, wenn ich mich mental darauf einlasse und das Beste aus dieser Situation mache. Sie kennen das Sprichwort: Aus der Not eine Tugend machen. Anders formuliert: Legen Sie im Kopf den Hebel um. Reset. Schütteln, neu fokussieren, ein Ziel und Meilensteine setzen. Und dann machen, machen, machen.

Dazu brauchen Sie gewisse Kompetenzen. Bilden Sie sich fort und weiter. Nichts ist so beständig wie der Wandel. Und wir wissen: Der Wandel ist heutzutage schon sehr schnell – und dennoch wird er nie wieder so langsam sein wie heute. Sie brauchen deshalb Weitsicht, um Themen zu erkennen und sich darauf einstellen zu können. Seien Sie zuverlässig; ein Wort ist ein Wort, ein Handschlag auch heutzutage noch ein Vertrag. Seien Sie innovativ und gehen Sie mit der Zeit, nicht dass Sie mit der Zeit gehen. Seien Sie kreativ und entwickeln Sie sich selbst weiter. Versetzen Sie sich in die Lage des anderen. Intelligente, kompetente Schlaftabletten haben keinen Erfolg. Es ist eine Frage des Mindsets.

Ohne Leidenschaft kein Erfolg.

Leidenschaft – das ist Emotion pur. Gelenkt und gesteuert von unserer geistigen Haltung. Die entscheidenden Millimeter, die entscheidenden Bruchteile von Sekunden – gerade im Sport: Sie werden im Kopf entschieden. Übernehmen Sie Verantwortung –

für Ihr Leben und Ihre Herausforderungen. Entwickeln Sie Eigeninitiative und warten Sie nicht, bis Sie aufgefordert werden. Sie haben es selbst in der Hand. Seien Sie ausdauernd. Geduld, Geduld, Geduld. Glauben Sie daran, dass Sie Ihr Ziel erreichen werden. Beißen Sie. Geben Sie Herzblut rein. Identifizieren Sie sich mit einer Sache – auch wenn sie nicht von Anfang an gut ist. Sie können Sie gut machen. Zeigen Sie Teamgeist und seien Sie Erster unter Gleichen. Geben Sie Gas. Malochen, malochen und nochmals malochen. Und wenn's ganz schwierig wird, Helm auf und Dreck fressen.

Ein afrikanisches Sprichwort sagt: „Jeden Morgen erwacht in Afrika eine Gazelle. Sie weiß, sie muss schneller rennen als der schnellste Löwe – oder sie wird gefressen. Jeden Morgen erwacht in Afrika ein Löwe. Er weiß, er muss schneller rennen als die langsamste Gazelle – oder er wird verhungern." Egal, ob Sie Löwe oder Gazelle sind: Bei Tagesanbruch müssen Sie rennen.

In diesem Sinne wünsche ich Ihnen viel Freude bei der Lektüre dieses zweiten Bandes vom Geheimnis mentaler Stärke. Gerade in diesen turbulenten Zeiten sollten wir uns klarmachen, welche Macht jeder von uns hat. Ich beglückwünsche Marc Chapoutier als Herausgeber – er ist mit diesem Thema auf der Höhe der Zeit. Denn gewonnen wird im Kopf.

Ihr Reiner „Calli" Calmund

Einleitung vom Herausgeber Marc Chapoutier

Stelle dir vor, du hättest mehr als 90 Menschen interviewt, um zu erfahren, was ihr Geheimnis mentaler Stärke ist.

Was machst du damit? Was macht es mit dir?

Genau diese Fragen wurden mir gestellt und sie waren der Beginn von etwas Großartigem, was ich hier mit dir teilen möchte.

Doch zuerst ein kleiner Hinweis:

Wenn du die ganze Geschichte erfahren möchtest, wie es dazu kam, dass ich als Lebensaufgabe nun Menschen interviewe, dann bestelle dir jetzt den ersten Band „Das Geheimnis mentaler Stärke"!

90 Interviews innerhalb von drei Jahren. 90 Menschen. 90 Geschichten. 90 Schicksale. Und mindestens 90 Erkenntnisse.

Alle zwei Wochen habe ich mit dem Ziel, Menschen zu helfen, dazu zu inspirieren, niemals aufzugeben und mit Hoffnung und Zuversicht mutig weiterzumachen, ein Interview auf YouTube und als Podcast auf allen Streamingdiensten veröffentlicht.

Diese Interviews gingen nicht spurlos an mir vorbei. Sie haben etwas mit mir gemacht.

Sie haben mir gezeigt, dass wir Menschen unendlich stark sein können, wenn wir daran glauben und etwas wirklich wollen.

Ebenso hat der Analytiker in mir große Freude daran gehabt, in diesen Interviews einen roten Faden zu erkennen und nach langer Analyse ein Modell zu entwickeln, das allen Menschen helfen soll, systematisch aus jeder Krise eine Chance zu machen.

Dieses Modell teile ich sehr gerne mit dir.

Doch zuerst möchte ich dir eine kleine Geschichte erzählen, wie dieses Modell überhaupt entstanden ist.

Wir schreiben das Jahr 2019. Es ist der 19. Juli und ich sitze mit meiner Frau in einem wunderschönen Restaurant mit einem unendlichen Weitblick über die Reisterrassen der Insel Bali. Es sind warme und feuchte 27 Grad und wir essen ein leckeres balinesisches Gericht. Wir lassen es uns gut gehen und sprechen über Gott und die Welt. Wir beobachten diese bezaubernde Natur und die Einheimischen, die mit Hingabe ihre Reisterrassen pflegen.

Auf einmal fragt mich meine Frau, ob sie mir eine Frage zu meinem Podcast stellen dürfe. Ich bejahe es natürlich und sie fragt mich: „Und was macht es mit dir, die ganzen Podcastinterviews zu führen? Was willst du daraus und damit machen, außer sie zu veröffentlichen?"

Ich kann ihr im ersten Moment keine Antwort geben. Zu diesem Zeitpunkt hatte ich bereits das 14. Interview aufgenommen und während unserer Zeit auf Bali hochgeladen. Meine Frau schaut mich fragend an, weil ich einige Sekunden mit meinen Gedanken weg war. Ich sage ihr dann nur, dass ich mich sehr demütig und inspiriert fühle und dass es der Anfang von etwas Großem ist. Was dieses Große sein soll, wusste ich damals selbst noch nicht.

Die Idee zum ersten Band dieses Buches entstand erst fünf Monate später, als mich meine Oma an Weihnachten fragte, ob es nicht ein Buch zu diesen tollen Interviews gäbe. Sie wolle lernen, wie man mental stark bleibe.

Wie es weiterging, weißt du bereits aus Band 1.

Doch die Fragen meiner Frau an diesem wunderschönen Tag auf Bali haben etwas mit mir gemacht, was ich aber zuerst nicht ganz einzuordnen wusste. Wir genossen weiter unsere Reise quer über die Insel und kamen Ende Juli 2019 wieder in Deutschland an. Kurz danach startete ich meine Ausbildung zum „Mental Coach", die für mich sehr wichtig war, denn durch meine Internetpräsenz bekam ich immer wieder Coachinganfragen, die ich nicht bedienen konnte. Ich konnte leider lediglich auf die Interviews verweisen.

Meine Coachingausbildung dauerte einige Monate. Ich lernte, wie wir Menschen mental ticken und was wir tun können, um unsere mentale Stärke zu trainieren. Während dieser mehrmonatigen Ausbildung ist, aufbauend auf den Fragen meiner Frau, etwas in mir entstanden, etwas, was mich dazu bewegte, nun mit einem konkreten Fokus diese Interviews zu führen.

Während der Ausbildung sprachen wir von den bekannten Trauerphasen, die wir Menschen durchlaufen, wenn wir einen Verlust erleben. Diese Phasen fand ich sehr spannend und habe mir gedacht, dass es doch wahnsinnig hilfreich sei, wenn es ebenso ein Modell gäbe, das Betroffenen hilft, aus jeder Krise oder Krankheit eine Chance zu machen.

Ich habe angefangen zu recherchieren, ob es bereits ein solches Modell gibt. Ich konnte einige Modelle finden, die aber lediglich beschreiben, was in uns passiert, nicht aber die Phasen aufzeigen, was man tun kann, um aus jeder Krise bewusst gestärkt hervorzugehen, um später sagen zu können: „Ich bin dankbar, das erlebt haben zu dürfen!"

Nun war meine Antwort auf die Fragen meiner Frau eindeutig: Ich möchte mit diesen Interviews ein Modell bzw. ein System entwickeln, das aufzeigt, was zu tun ist, um bewusst stark aus Krisen hervorzugehen.

Der Wissenschaftler in mir freute sich und ich fing sofort damit an, mein eigenes Leben und die Veränderungen durch meine Erkrankung in Phasen zu unterteilen.

Gleiches tat und tue ich immer noch nach jedem Interview, um zu schauen, welche Phasen durchlebt wurden. Und heute nach knapp 90 Interviews kann ich sagen, es ist ein eindeutiges Muster entstanden, das sich in jeder Geschichte wiederfindet.

Es sind fünf Phasen, die reaktiv durchlebt werden, um aus einer Krise, einer Erkrankung oder einem Schicksalsschlag eine unverkennbare Chance zu machen. Eine Chance, etwas im Leben zu verändern.

Diese fünf Phasen bilden das WARUM-Modell, das Du am Ende des Buches entdecken wirst. Vielleicht fällt Dir bereits beim Lesen die eine oder andere Phase meines Modells auf, denn jetzt kommen wir zum Herzstück, zu den zwölf inspirierenden Geschichten, aus denen dieser mutmachende 2. Band besteht.

In diesem 2. Band „Das Geheimnis mentaler Stärke" wirst du neben dem Vorwort einer bekannten Persönlichkeit und meiner Einleitung zwölf Geschichten finden, die von beeindruckenden und inspirierenden Menschen erzählen. Zwölf individuelle Arten und Weisen, Krisen, Krankheiten oder Schicksalsschläge zu meistern.

Jede/r Autor/in beantwortet in ihrem/seinem Kapitel die gleichen elf Fragen, die diesem Mutmacherbuch Struktur und Orientierung geben. So besteht für dich die Möglichkeit, die Geschichten miteinander zu vergleichen und die für dich passende Technik und Strategie oder Lehre herauszuziehen.

Die folgenden elf Fragen werden von jeder/jedem Autor/in beantwortet:

1. Wie war dein Leben vor dem Schicksalsschlag/vor der Diagnose/vor der Krise?
2. Was waren die ersten Anzeichen der Krise? Was hast du daraufhin getan?
3. Wann stand sie fest? War sie abzusehen oder kam die Krise aus heiterem Himmel?
4. Wie bist du damit umgegangen? Was waren deine ersten Gedanken und darauf folgenden Taten? Vor welchen Herausforderungen standest du? Wie hast du dich gefühlt?
5. Welche Entscheidungen hast du aufgrund dessen getroffen?
6. Wie hat sich dein Leben verändert? Wie hat sich dein Umfeld verändert?
7. Was ist dadurch entstanden? Welche Erkenntnisse/Einsichten hast du gewonnen? Welche persönliche Bedeutung misst du Deiner Krise zu?
8. Wo stehst du heute? Wie lebst du damit? Was hast du gelernt? Was hat sich verändert?
9. Was hat dir geholfen, heute da zu sein, wo du bist? Was hat dir geholfen, mental stark zu bleiben, und was hat dir Kraft gegeben? Deine TOP 5! Dein Geheimnis mentaler Stärke!
10. Wenn du die Zeit zurückdrehen könntest, würdest du etwas anders machen? Wenn ja, was?
11. Abschlussfragen: Wie siehst du deine Zukunft?
    a) Was ist deine Vision?

b) Was ist dein Lebenssinn?

c) dein Lebensmotto?

d) Wenn du deinem damaligen Ich am Anfang Deiner Krise drei Tipps mitgeben könntest, welche wären es?

e) Wo und wie können wir mit dir Kontakt aufnehmen?

Am Ende des Buches erwarten dich zwei Überraschungen.

Erstens die Möglichkeit, mehr über das WARUM-Modell zu erfahren, und zweitens der Zugang zu einer Chance, um mental noch stärker zu werden, um das Gelernte umzusetzen und um den nächsten Schritt für mehr Urvertrauen und persönlichen Erfolg zu gehen.

Lies nun jedes Kapitel, um zu erfahren, wie die Autor*innen mit diversen Krankheiten und Krisen umgehen, oder blättere zurück zum Inhaltsverzeichnis und suche nach der für dich relevanten Thematik und der/dem Autor/in, die/der bereits das gemeistert hat, was dich oder einen geliebten Menschen in deinem Umfeld vielleicht gerade jetzt betrifft.

Viel Freude beim Lesen!

Marc Chapoutier

Marc Chapoutier alias Knochenmarc (Herausgeber)

Int. Keynotespeaker, Mentor & Autor

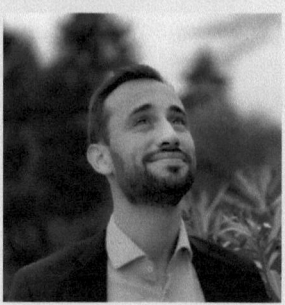

Marc Chapoutier ist im Mai 2015 an einer sehr seltenen Autoimmunerkrankung erkrankt. Dem Tod geweiht, wurde er 2 Jahre lang mit wöchentlichen Bluttransfusionen am Leben gehalten. Bis ihm im März 2017 dank einer Knochenmarktransplantation ein neues Leben geschenkt worden ist.

Heute hat er durch diesen Schicksalsschlag seinen Sinn im Leben gefunden und sein Leben total umgekrempelt. Nun hilft er Menschen dabei präventiv, gerade im unternehmerischen Kontext, gesund zu bleiben und ist reaktiv als Mentor für Menschen präsent, die aus einer vermeintlich ausweglosen Situation das Beste machen wollen. Denn jede Krise ist eine Chance im Leben!

www.marcchapoutier.de
https://www.instagram.com/knochen_marc/
https://www.facebook.com/knochenmarc/
https://www.youtube.com/c/KnochenMarc

Warum eigentlich ich?
Wenn alles perfekt scheint,
kommt die Diagnose

Annette Holl und der Krebs

1. Wie war dein Leben vor dem Schicksalsschlag/vor der Diagnose/vor dieser Krise?

2009 bekam ich das erste von drei Kindern, mein Teeniemädchen. Das zweite Kind, der Mittelstürmer, kam im klassischen Zweijahresabstand. Das brachte anstrengende Jahre mit wenig Schlaf und wenig Zeit für die Partnerschaft mit sich.

2016 kriselte es in meiner Ehe. Rückblickend eine wichtige Phase für meinen Mann und mich, aus der wir gestärkt hervorgingen. Meine dritte Schwangerschaft kam unverhofft und bescherte uns zwar immenses Familienglück und gemeinsame Elternzeitmonate, aber auch Platznot in unserer bis dato gemieteten Doppelhaushälfte. Wir entschieden uns, ein Haus zu bauen, und zogen schließlich Ende 2019 in unser traumhaft holziges Eigenheim.

Nach jeder Schwangerschaft ging es schnell wieder zurück in meinen Job als Grundschullehrerin. Außerdem veröffentlichte ich als

Autorin neben Beruf, Haushalt, Familie und Sport mehr als 20 pädagogische Ratgeber, schrieb unzählige Artikel für Zeitschriften.

Ich lebte ein sehr getaktetes, prallgefülltes, schnelles Leben und erfüllte von außen betrachtet jedes Klischee einer modernen Frau: erfolgreich im Beruf, glückliche und sich aufopfernde Mutter, sportliche und modische Frau im wunderschönen Eigenheim.

Nach zehn Jahren Familien-, Berufs- und Alltagswahnsinn war ich Ende 2019 sehr erschöpft und wir ließen das Jahr mit einem Urlaub in einem schicken Familienhotel ausklingen.

Mein Wunsch nach etwas mehr Ruhe und einem gemütlichen Ankommen in unserem neuen Haus blieb aber ein Wunschtraum. Denn im März 2020 stand die Welt still und wir rutschten in den ersten Lockdown. Homeschooling bei den Großen, kindergartenfrei bei der Kleinen, Homeoffice bei meinem Mann. Ich war tageweise für die Notbetreuung an meiner Schule zuständig. Außerdem schrieb ich für einen Verlag Elternleitfäden fürs Homeschooling. Also einerseits viel Freizeit, da sämtliche Freizeitaktivitäten und Termine wegfielen, andererseits Action in den eigenen vier Wänden.

Im Sommer und Herbst, als die Schulen und Kindergärten wieder öffneten, kam dann etwas Erleichterung. Aber für ein echtes Luftholen oder Auftanken reichte es nicht.

Bis November 2020 war mein Leben mehr oder weniger ohne Pause durchgelaufen und dann crashte die Diagnose „Brustkrebs" hinein.

2. Wann hast du erste Anzeichen gemerkt/wahrgenommen? Was hast du getan?

Ich habe nichts bemerkt. Mein Tumor war nicht tastbar.

3. Wann stand es fest? War es abzusehen oder kam es aus heiterem Himmel?

Es kam absolut unverhofft, als ich zu einem Krebsvorsorgetermin zu meinem Gynäkologen ging und er beim Ultraschall eine *„wohl ganz harmlose Zyste"* entdeckte. Er schickte mich *„vorsichtshalber"* zur Abklärung in die Klinik. Ich bin ihm unendlich dankbar für seine Wachsamkeit und Genauigkeit und den Service des Brustultraschalls ab vierzig, was absolut nicht die Regel ist!

4. Wie bist du damit umgegangen? Was waren deine ersten Gedanken und folglich Taten? Vor welchen Herausforderungen standest du? Wie hast du dich gefühlt?

Daheim angekommen, reservierte ich online sofort einen Termin in einer Klinik hier in der Nähe, und schon zwei Wochen später traf ich auf eine Ärztin, die mir vom ersten Moment an sympathisch war. Erneuter Ultraschall, ein paar Tage später Mammografie, dann gleich die Biopsie. Als ich die Einverständniserklärung für diesen Eingriff unterschrieb, wurde mir kurz mulmig, weil das plötzlich so eine Gewichtigkeit hatte. Aber ich machte mir zu keinem Zeitpunkt Sorgen, dass irgendetwas nicht stimmen könnte. Das Wort „Brustkrebs" kam mir nie in den Sinn.

Dort dann ein paar Tage später die Gewissheit: *„Sie haben da einen kleinen Brustkrebs."* Diese Worte ließen mich von meinem Stuhl aufspringen und entlockten mir die Sätze: *„Das geht doch nicht! Mein Mann! Die Kinder! Meine Eltern! Die Schule!"* Und ich stand aufgebracht im Zimmer.

An mich dachte ich eigentlich erst Stunden später, als ich allein mit einer Packung Kinderriegel auf dem Sofa saß und realisierte, was los war: *„Du hast eine lebensbedrohliche Krankheit."* Dann kamen die Tränen, die Angst, die Gedanken an den Tod, ich informierte meine Eltern, Geschwister, meine Kinder. Letzteres wahrlich eine

Herausforderung, aber auch mit die wertvollsten Gespräche und Momente, die ich je mit meinen drei Goldschätzen hatte.

Nach den ersten Tagen im diffusen Krebsnebel stellte ich um in den Funktioniermodus. Ich durchlief sämtliche Staginguntersuchungen, ging zur Operation, begann mit der Chemotherapie und lebte mein Leben im Lockdown zwischen Familie, Taxifahrten und Kranksein.

Da ich in einem kleinen Schwarzwaldstädtchen wohne, wo jeder jeden kennt oder etwas über den anderen weiß, wollte ich keine Gerüchte schüren (*„Hat die sich getrennt?" „Warum seh ich die in Joggingklamotten im Supermarkt, aber sie arbeitet nicht?"*) und machte nie ein Geheimnis aus meiner Krankheit. Noch auf dem Klinikparkplatz rief ich meine Schulleiterin an und in den nächsten Tagen informierte ich den engsten Freundeskreis, meine Arbeitskolleginnen und die Eltern meiner Schülerinnen und Schüler.

Für meine Familie und die Schwiegereltern, die alle nicht hier bei uns in der direkten Nähe wohnen, richtete ich eine WhatsApp-Gruppe ein. So konnten sie trotz Corona-Besuchsverbot und Chemovorsichtsmaßnahme Anteil an meiner Erkrankung nehmen.

Mit Galgenhumor, Pragmatismus und der Ablenkung durch ein Buchmanuskript, das ich vor der Erkrankung zu schreiben begonnen hatte, kam ich insgesamt recht lange recht gut durch die Corona-Krebszeit.

Aber nach den ersten Chemos und dem Corona-Zauber drumherum dann war ich sehr erschöpft, sowohl körperlich als auch seelisch. Sämtlicher Goodwill war weg: Ich konnte und wollte nicht mehr! Ich fühlte mich allein und vom Schicksal verraten und fragte mich: *„Warum eigentlich ich?"*

5. Welche Entscheidungen hast du aufgrund dessen getroffen (gute und weniger gute)?

Ich kontaktierte meine ehemalige Hebamme, die auch schon Ratgeberin in meiner Ehekrise gewesen war. Warum ich es tat, weiß ich nicht. Aber es war die beste Entscheidung für alles, was dann kommen sollte.

Sie gab mir den Tipp, doch vielleicht mal über meine Erkrankung zu schreiben (*„Du schreibst doch so gerne. Ich mag deine schönen E-Mails."*). Ich verneinte das kategorisch. Der Krebs war ja schuld an meiner Misere, da wollte ich doch nicht auch noch drüber schreiben! Aber der Gedanke ließ mich nicht los und irgendwie landete ich auf der Seite der *Kurvenkratzer*, richtete mir in einer Hauruckaktion einen Blog ein und schrieb, schrieb, schrieb. Nach ein paar Tagen hatte ich sechs Blogtexte fertig und machte meinen Krebsblog, den ich *„Meine Herausforderung"* taufte, öffentlich. Ich wollte so meine Ängste und Sorgen „wegschreiben" und dachte, dass ich nach einer Weile wieder in der Versenkung verschwinden würde. Ich wollte ja wieder *„die alte Annette"* werden, die als Autorin von sich reden macht, als gute Lehrerin bekannt ist und als Mama gut performt.

Ich ahnte damals nicht, welche Dimensionen das alles annehmen würde. Das Schreiben ist mein Lebenselixier geworden. Meine Ideen sprudeln, mein Blog wird gelesen, ich erhalte Feedback und neue Projekte sind daraus entstanden. Und mittlerweile weiß ich, dass es auch im Leben nach Krebs noch genug zum Verarbeiten und Darüberschreiben gibt.

Den Blog zu erstellen war die absolut beste Entscheidung, die ich hätte treffen können! Mit dem ersten Klick auf die Taste *„Veröffentlichen"* gab ich den Startschuss für ein Mindset, das mich mit positivem, aber dennoch realistischem Blick durch meine Krebserkrankung gehen ließ.

Und anders als gedacht, kann ich das Krebsigsein durchaus in mein altes Ich integrieren. Ich möchte das sogar. Es gehört zu mir, es hat mich tief geprägt und vieles bewirkt.

6. Wie hat sich dein Leben verändert? Wie hat sich dein Umfeld verändert?

Mit der Diagnose Krebs takteten zig Arzt- und Therapietermine mein Leben. Aber dazwischen war Zeit, viel Zeit. Mein altes Leben zwischen Familie, Arbeit, Haushalt, Ehe und Sport hatte durch meine sofortige Krankschreibung und die Pandemie einen Vollstopp erfahren. Meine Tage waren langsamer, der Terminkalender – von Arzt- und Therapieterminen abgesehen – leer. Die Nächte dank Cortison oft schlaflos und lang. Klar, es ging mir nicht immer gut, ich lag auf dem Sofa oder brauchte meine Ruhe. Aber dennoch hatte ich plötzlich sehr viel Platz im Tag, den ich so vorher nicht gehabt hatte. Für meine Kinder, für meinen Sport, fürs Schreiben, fürs Nachdenken, fürs Lesen und Podcasthören. Dadurch kam ich zunächst zur Ruhe und schlussendlich zu mir.

Mein Umfeld hat sich nicht nennenswert verändert. Zwar hört man immer wieder, dass Leute ihren Freundeskreis entrümpeln, sich von Freunden lossagen. Das tat ich nicht. Die meisten der Freundinnen, Freunde und Bekannte „von davor" sind es auch jetzt noch. Aber ich habe zu manchen Personen ein anderes Verhältnis, verstehe mich nicht mehr so mit ihnen wie davor. Doch ich möchte die Tür noch einen Spaltbreit offenlassen. Vielleicht ändert sich mein Gefühl, wenn ich noch mehr in meinem Leben nach Krebs angekommen bin.

Spannend ist auf jeden Fall, dass ich mein Umfeld anders wahrnehme: Ich schaue mittlerweile weitaus realistischer auf meine Mitmenschen und lasse mich nicht von Insta-Happy-Lifebildern und akkurat gemähten Vorgärten stressen oder gar beeindrucken.

Auch blicke ich wohlwollender und milder umher. Jede und jeder trägt einen ganz speziellen Rucksack mit sich herum. Was eine Person wirklich ausmacht, warum sie sich so verhält oder wieso sie etwas tut, kann ich nicht sehen. *„Ist die Frau dick, weil sie sich zu wenig bewegt oder weil sie Cortison einnimmt?"* Ich weiß es nicht und es ist definitiv nicht an mir, es zu beurteilen. Das macht mir den Umgang mit anderen Menschen um einiges leichter und ich lasse mich vorbehaltloser und weitaus unbekümmerter auf andere ein. So führte ich z.B. mit dem Taxifahrer, der mich zu fast allen Chemotherapien und Bestrahlungen fuhr, tiefgründige Gespräche oder hatte häufigen WhatsApp-Kontakt zu Müttern von Schülerinnen und Schülern.

Ob mein Umfeld anders mit mir umgeht, weiß ich nicht. Ich könnte mir aber vorstellen, dass die eine oder der andere mein offenes Sprechen über die Krankheit, mein Mich-Zeigen in Instagram Stories oder auch meine direkten offenen Fragen befremdlich findet. Dann respektiere ich, wenn sie oder er Abstand von mir nimmt. Ich werde mein Auftreten und meine Art zu leben nicht mehr ändern, weil ich mich damit pudelwohl fühle.

7. Was ist dadurch entstanden? Welche Erkenntnisse/Einsichten hast du gehabt? Welche persönliche Bedeutung misst du deinem Schicksalsschlag zu?

Ich bin der Meinung, dass ich nie ergründen werde, wieso ich krebskrank wurde. Schicksal? Zufall? Zu viel rotes Fleisch? Zu viel Stress? Ich glaube, es sind viele Einzelteile, die zu einem Zeitpunkt, als ich in einem seelisch labilen oder körperlich sehr erschöpften Zustand war, kumulierten. Vielleicht war es der Moment, als mein Bruder vor fünfzehn Jahren ganz plötzlich starb? Vielleicht waren es die Monate, als mein Mann und ich in einer Krise steckten? Vielleicht war es das Jahr unseres Hausbaus? Schlussendlich ist es egal, da ich die Erkrankung nicht mehr rückgängig machen kann.

Ich sage ganz klar: Ich hätte den Krebs nicht gebraucht und ich wünsche diese Erkrankung und den Therapieweg keiner bzw. keinem! Die gemachten Erfahrungen möchte ich aber keineswegs missen und ich sage ihnen laut: „*Danke*."

Einerseits wurde ich sehr geerdet: Ich weiß nun, dass Gesundheit definitiv das wichtigste Gut und „*Ich wünsche dir vor allem Gesundheit*" nicht nur eine Floskel auf Geburtstagskarten ist. Andererseits wurde ich etwas spleeniger, empfänglicher für esoterische Ansätze und den Glauben an schicksalhafte Mächte. So war vielleicht schon der eigentliche Beginn meiner Krebsreise, das Verschieben des Vorsorgetermins aufgrund meiner Coronaangst in den Oktober hinein, vielleicht kein Zufall, sondern Himmelsglück? Denn der Tumor wäre beim eigentlichen Termin im März bestimmt noch nicht sichtbar gewesen. Insgesamt wurde mein Blick auf mein Leben geschärft: Mir wurde immer klarer, was ich besser und anders machen kann, um zufriedener und glücklicher in mein neues Leben mit alten Anteilen zu gehen.

Da zu Beginn meiner Krebsreise nicht klar war, ob sie ein gesundes Happy End haben würde und der Tod als potentieller Begleiter immer mit dabei war, musste ich lernen, mit Etwaigkeiten, mit Unsicherheiten, mit Unplanbarkeiten umzugehen. Das ließ mich Dinge gelassener hinnehmen und mich spontaner werden.

Ich sage, fühle und agiere mehr aus dem Bauch heraus und von meinem Herzen geleitet. So trete ich unbeschwerter in Kontakt mit anderen Menschen, schreibe z.B. Menschen auf Instagram an, die ich interessant finde. Ich sage Leuten in meinem Umfeld, was ich an ihnen mag. Ich mache einfach so kleine Geschenke. Ich lobe meine Kinder bewusster. Ich sage meinem Partner häufiger, dass ich ihn liebe. Ich lache mehr mit meinen Schülerinnen und Schülern.

Ich weiß nicht, ob das Leben mir mehr Gelegenheiten zuspielt als früher oder ob ich diese besser wahrnehme, weil ich weniger verkopft unterwegs bin. Fakt ist, dass sich mir seit meiner Krebs-erkrankung viele Chancen eröffnet haben: Ich durfte in mehreren Podcasts mitmachen, die Anzahl meiner Follower auf Instagram steigt. Gemeinsam mit einem anderen Krebsbetroffenen habe ich eine Selbsthilfegruppe ins Leben gerufen und bin dadurch zum großartigen Verein *„Jung & Krebs e.V."* gestoßen. Und ich darf eine der Autorinnen dieses wundervollen Buches sein.

8. Wo stehst du heute? Wie lebst du damit? Was hast du gelernt? Was hat sich verändert?

Alle Akuttherapien sind beendet, die nächsten Jahre befinde ich mich noch in der Antihormontherapie. Stand heute bin ich krebsfrei.

Mein Leben hat rasant an Fahrt aufgenommen und ich bewege mich auf vielen Baustellen: Ich bin in Teilzeit an meine alte Schule zurückgekehrt, habe auch wieder begonnen, für pädagogische Ver-lage zu schreiben. Dazu kommen mein Krebsblog und sonstige Ak-tivitäten rund um das Thema „Krebs". Manch einer oder einem wäre das vielleicht zu viel. Für mich aber fühlt es sich genau so gut und richtig an und deshalb lebe ich es auch so.

Äußerlich betrachtet hat sich mein Leben nicht großartig geän-dert: Es war und ist trubelig. Aber mein Blick auf das Leben, meine Einstellung zum Leben und die Art wie ich lebe haben sich definitiv geändert.

Ich bin trotz vieler Aktivitäten dennoch ruhiger und gelasse-ner. Was nicht heißt, dass ich nachlässig bin. Aber ich gebe nun auch mal Dinge ab, nehme Hilfe an oder sage bewusst *„Stopp!"* und *„Nein!"*, wenn mir etwas zu viel wird oder es doch zu viele Aufgaben und Termine in einem Tag sind. Ich bin nicht mehr so akkurat-akribisch, was Sachen wie Essenszeiten, zusammen-gelegte Wäsche, farblich passende Servietten oder ausgefeilte Weihnachtsdekoration anbelangt.

Eine große Neuerung für mich ist die Abschaffung meines schlechten Gewissens. Das begleitete mich früher bei so vielen meiner Aktivitäten. So habe ich schon immer viel gesportelt, dachte aber früher oft: „*Sollte ich jetzt nicht eigentlich daheim den Haushalt machen oder mit den Kindern spielen oder die Klassenarbeiten korrigieren?*" Nicht selten bin ich deshalb in aller Herrgottsfrühe losgeradelt oder räumte verschwitzt und in Joggingklamotten die Spülmaschine aus, um dennoch pflichtgetreu alles zu absolvieren. Das gibt es nun nicht mehr! Wenn ich sportle, sportle ich, wenn ich schreibe, schreibe ich, wenn ich putze, putze ich. Alles zu seiner Zeit und alles mit seiner Berechtigung. Das führt dazu, dass das Essen eben auch mal etwas später auf dem Tisch steht oder die Kinder einfach „nur spielen", anstatt „pädagogisch wertvolle" Bastelarbeiten anzufertigen.

Ich schaue jetzt mit einem wohlwollenden Blick und mit Stolz auf das, was ich alles kann. Mein Fokus liegt nicht mehr auf dem, was vielleicht nicht tausendprozentig richtig ist. Im Gegensatz zu früher verurteile ich mich am Ende eines Tages nicht für das, was ich von meinen vielen To-dos nicht geschafft habe. Nein, ich lobe mich für das, was erledigt ist, und schiebe den Rest gelassen auf die Liste für den nächsten Tag.

Ja, ich bin um Längen positiver geworden und mein Glas ist nun halb voll und nicht wie früher halb leer. Ich wehre mich aber entschieden dagegen, dass ich jetzt mit naivem Blick durch die rosarote Brille schaue und permanent von der Schönheit des Lebens schwärme. Mir ist klar, dass es traurige Momente, doofe Tage und beschwerliche Phasen gibt. Auch ist mir durchaus bewusst, dass ich aufgrund meiner Krebserkrankung einen Schicksalsrucksack mit mir herumtrage und der Krebs jederzeit wiederkommen kann.

Aber ich erkenne das große Ganze dahinter – die Familie, das Zusammensein mit Menschen, die Natur, die Erfüllung im Beruf, das Körperwesen –, für das es sich jeden Tag aufzustehen und weiterzumachen lohnt. Und egal, wie viele Tag mir auf Erden vergönnt sind!

Ich verspüre eine große Demut vor dem Leben und vor den kleinen Dingen darin: der Milchschaum auf dem Kaffee, der Restaurantbesuch mit meinem Mann, das erste Mal „Dirty Dancing" mit meinem Teeniemädchen oder ein Tag ohne kribbelnde Füße. Ich warte nicht auf die großen Urlaube oder beschwere mich über tagelangen Regen. Ich habe gelernt, das Leben zu leben, anstatt auf Besonderheiten zu warten.

Auch ist mir die Endlichkeit des Lebens bewusster. Ich kann keinen einzigen Moment wiederholen. Weder die schönen noch die blöden. Das erleichtert mir vieles. Die schönen nehme ich bewusster in meine Erinnerungen auf, die blöden hake ich einfach ab und hänge mich danach nicht in schlechte Laune oder Ärger über mich selbst hinein. Einmal getroffene Entscheidungen hinterfrage ich nicht zigfach, sondern stehe dazu, auch wenn sie vielleicht nicht alle optimal sind. Motto: Zukünftig besser machen.

Mein geändertes Mindset ergab auch einen geänderten Blickwinkel auf meine Partnerschaft. Auch hier sage ich klarer „Nein!" und verbringe bewusst mal einen Abend ohne den Göttergatten, ganz ohne schlechtes Gewissen. Ich äußere meine Wünsche konkreter und gehe seltener halbherzige Kompromisse zu seinen Gunsten ein. Ich kann Eigenschaften oder Verhaltensweisen meines Mannes, die ich nicht als optimal empfinde, als „seine Baustellen" von mir trennen. Ist er zufrieden damit, so ist es nicht an mir, eine Veränderung herbeizuführen. Mit dieser Einstellung lebe ich weitaus entspannter und noch glücklicher mit ihm zusammen als bisher.

Durch meine Krebserkrankung war ich tief unten, durchlebte ich zuvor nicht gekannte Ängste, konnte mich nicht in Äußerlichkeiten und Betriebsamkeit flüchten. Dadurch kam ich bei mir selbst an und verspüre eine nie gekannte Ruhe und Gelassenheit in mir.

9. Was hat dir geholfen, heute da zu sein, wo du bist? Was hat dir geholfen, mental stark zu bleiben, und was hat dir Kraft gegeben? Deine TOP 5! Dein Geheimnis mentaler Stärke (Techniken, Strategien, Umfeld, Therapien, Bücher, Menschen, Vorbilder etc.)!

TOP 1: Menschentraube

Krebs, Corona, Kinder und eine Ehe – wahrlich kein Spaziergang – und oft nervte mich das permanent volle Haus. Dennoch war ich unendlich froh, nicht allein zu sein. Ich wusste immer, wofür ich die Erschöpfung, die Nebenwirkungen, die Narben in Kauf nehme: für ein gesundes und langes Leben mit meinem Mann und den drei Goldschätzen. Dieses Wissen trieb mich an, auch in trüben Momenten weiterzugehen.

Wohl zum ersten Mal in meinem Leben nahm ich tatsächlich Hilfe von anderen an, gab Aufgaben ab und dennoch verhungerte keiner oder blieb ungewaschen.

Auf Instagram knüpfte ich immer mehr Kontakte zu anderen Betroffenen und erhielt Zuschriften als Reaktion auf Blogtexte. Eine absolute Win-win-Situation, denn im Austausch mit anderen schöpfe ich selbst Mut, Zuversicht und Kraft und gebe es an andere weiter.

Nicht zuletzt suchte ich mir eine Psychotherapeutin, die ich noch immer in unregelmäßigen Abständen per Zoom treffe.

TOP 2: Sport

Schon vor meiner Erkrankung war Sport als Ritual fest in meinen Tagesablauf etabliert. Vom Moment meiner Diagnose an wurden die täglichen Bewegungseinheiten auf dem Mountainbike im Wald, auf dem Hometrainer zu Hause oder, als die Schwimmbäder endlich wieder geöffnet waren, meine Bahnen im chlorigen Nass zu meinem Rettungsanker. Ich bin absolut überzeugt davon, dass

die Nebenwirkungen meiner Behandlungen dadurch geringer ausfielen. Sport war aber auch Zugang zu meinem Seelenfrieden: In
den bewegten Momenten fühlte sich mein kranker Körper herrlich
gesund und so lebendig an. Außerdem konnte ich dabei herrlich
abschalten und mich nur auf die Bewegung konzentrieren und die
Gedanken an Krankheit, Therapien fliegen lassen sowie den zeitweise aufkommenden Coronakoller kanalisieren.

TOP 3: Offenheit im Umgang mit meiner Erkrankung

Ich machte nie ein Geheimnis aus meiner Krankheit, war von Anfang
an sehr offen, was meine Diagnose anging. Schnell wussten viele
Menschen darüber Bescheid. Für mich war das die richtige Entscheidung und ich würde es immer wieder so machen, denn ich erfuhr
ausschließlich positive Reaktion und Zuspruch.

Hatte ich am Anfang mal kurz Bedenken gehabt, wie es wohl mit
Glatze sein würde, so war es schlussendlich null Problem für mich.
Im Gegenteil: Ich tauschte mein Profilbild auf Facebook postwen-
dend aus, als mein Mann mir die Haare abrasiert hatte, und ging
fortan mit Beanies aus dem Haus. Das war ich nun und fertig!

Überhaupt beschönigte ich nichts. Ich antwortete nicht automatisch mit „Gut", wenn ich einen schlechten Tag hatte. Ich versteckte
meine Krankheit nicht und hielt auf Fotos Narben, Cortisonbacken
und blaue Infusionsarme fest. Ließ mich in unserer örtlichen Zei-
tung ablichten und erzählte dort meine Geschichte.

TOP 4: Pause vom Leben und Besinnung auf mich selbst

Mit der Diagnose Krebs erfuhr mein Leben einen Vollstopp. Die
Pandemie tat noch ihr Übriges. Ich war viele Monate mehr oder
weniger auf mich allein gestellt. Meine Tage waren langsamer, der
Terminkalender, von Arzt- und Therapieterminen abgesehen, leer,
die Nächte dank Cortison oft schlaflos und lang. Zum einen hatte
ich Zeit, mich bewusst auf meine Kinder einzulassen, die nicht von

Sportverein zur Musikschule hetzten, vom Kindergarten abgeholt oder zur Geburtstagsparty gefahren werden mussten. Zum anderen hatte ich Zeit, mich mit mir und meiner Krankheit, mit meinem Leben und nicht zuletzt mit meiner Persönlichkeit auseinanderzusetzen: Wer oder was bin ich und was will ich und was nicht?

TOP 5: Podcasts und Bücher

Direkt in der Woche nach der Diagnose begann ich damit, Bücher zum Thema „Krebs" zu lesen. Außerdem entdeckte ich Podcasts für mich. In vielen Chemonächten, in denen ich nicht schlafen konnte, lief *„2 Frauen, 2 Brüste"* rauf und runter. Darin tauschen sich Alex und Paula, zwei ehemalige Brustkrebspatientinnen, über alle möglichen Themen rund um ihre Brustkrebserkrankung aus. Zunächst war es Informationsbeschaffung und das Sammeln von Fakten zu meiner Erkrankung und den Therapien. Mit der Zeit interessierte ich mich mehr für die Geschichten anderer Betroffener. Ich lauschte den *„Mutmacher-Podcasts"* von Kendra Zwiefka und *„Let´s talk about cancer"* von Karen Abel. Dabei lernte ich verschiedene Persönlichkeiten mit unterschiedlichen Hintergründen kennen, die allesamt eins einte: Ausgehend von einer krisenhaften Situation veränderten oder beendeten sie Dinge in ihrem Leben oder behielten andere ganz bewusst bei. Das stieß meine eigenen Gedanken an.

Zwei Bücher waren besonders prägend für mich. Das erste war *„Fremdkörper"* von Miriam Pielhau. Dieses las ich ein paar Tage nach meiner Diagnose in rasender Geschwindigkeit – und passend zu ihrer sportlichen Attitüde auf dem Hometrainer sitzend. Diese Autorin beeindruckte mich und sie wurde in der Anfangszeit meine Motivatorin. Wahrscheinlich fühlte ich mich zu ihr hingezogen, weil sie knallhart-realistisch, aber dennoch humoriger schreibt. Das war die Art und Weise, mit der ich selbst zunächst mit meiner Erkrankung umging.

Das zweite Buch, das eindeutig sanfter daherkommt, aber dennoch klar benennt, was Sache ist, war *„Die Mutlöwin – Das Streben* *nach Glück"*. Dieses hatte der Instagramalgorithmus mir eines Tages vor die Füße bzw. auf meinen Bildschirm geworfen. Der Titel und die Aufmachung des Buches triggerten etwas in mir. Ich bestellte es sofort, las es in kürzester Zeit durch und war geflasht: Kannte die Frau mich? Erzählte sie meine Geschichte? Shila, mit der mich mittlerweile eine Bekanntschaft verbindet, öffnete mir die Augen über so manche meiner selbst auferlegten Zwänge und unguten Verhaltensweisen.

Die Auseinandersetzung mit den Lebensgeschichten und Heilungswegen anderer Menschen und das Zurückgeworfensein auf mich selbst ließen lebensverändernde Erkenntnisse in mir reifen.

10. Wenn du die Zeit zurückdrehen könntest, würdest du etwas anders machen? Wenn ja, was (Entscheidung, Handlung, etc.)?

Ganz klar: Nein! Denn dann stünde ich sicherlich nicht da, wo ich heute bin. Die Zeit der anfänglichen Ängste und Unsicherheiten nach der Diagnose, das (zunächst) beruhigende Funktionieren und mein körperlicher und seelischer Tiefpunkt nach den ersten Chemos waren nötig. Ansonsten hätte ich die Chance in dem ganzen Mist wohl nicht gesehen. Ich sage meiner Krebserfahrung „Danke".

Ich weiß jetzt,

- dass ich die Schöpferin meines Glückes bin.
- dass ich entscheide, ob ein Tag gut oder schlecht wird.
- dass ich mein Leben um einiges erleichtern und optimieren kann, wenn ich mich von Dingen, Gedanken und Teilen meines Selbst löse.
- dass ich das Glück nur in mir selbst finden kann und nicht im Außen bzw. durch eine andere Person.
- dass ich einen eingeschlagenen Weg nicht bis zum Ende gehen muss, sondern auch eine andere Richtung wählen darf.

- dass ich ausreichend stark bin, um mit einer erneuten Krisensituation zurechtkommen zu können.

11. Abschlussfragen: Wie siehst du deine Zukunft? (Kurze Antworten)

a) Was ist deine Vision?

Ich wünsche mir, dass ich bis zu meinem letzten Lebenstag Zufriedenheit verspüre mit dem, was ich mache, mit dem, wie ich lebe, und mit den Menschen, die mich umgeben.

b) Wie ist dein Lebenssinn?

Ich plane mein Leben nicht mehr, ich lebe es.

c) Dein Lebensmotto?

Ich weiß nicht, ob der Krebs nochmal wiederkommt und mein Leben verkürzt. Ich weiß aber auch nicht, ob etwas anderes passiert, was mich z.B. ans Haus fesselt. Deshalb habe ich die Wörtchen „hätte", „könnte", „sollte" und vor allem auch „Warum habe ich nicht?" aus meinem Vokabular gestrichen. Ich schaue nicht auf die Vergangenheit, ich träume nicht von der Zukunft. Nein: Alles ist jetzt. Und da gibt es noch so viel, was sich auszuprobieren und anzupacken lohnt. Los geht´s!

d) Wenn du deinem damaligen Ich am Anfang deiner Krise drei Tipps mitgeben könntest, welche wären es?

1. Gib dir selbst keine Schuld an deiner Krankheit oder Krise. Versuche aber zukünftig Faktoren, die eine erneute Erkrankung oder einen Rückschlag provozieren könnten, zu berücksichtigen.

2. Frage nicht nach dem „Warum" deines Tiefpunktes, sondern nach dem „Wozu". Überlege dir, was du aus der Misere an Erkenntnissen für dein weiteres Leben herausziehen kannst.

3. Lass dich manchmal einfach in die Arme, Gedanken und Liebe deiner Mitmenschen fallen und vertrau darauf, dass sie dir helfen und dich mit bestem Wissen und Gewissen unterstützen werden.

e) Wo können wir Kontakt mit dir aufnehmen?

Blog: Meine Herausforderung
https://www.influcancer.com/blogs/blog-autoren/eulenspiegel/

Instagram-Profil:
https://www.instagram.com/hollannette/

Facebook-Account:
https://www.facebook.com/search/top/?q=Annette%20Holl

Linktree mit allen Veröffentlichungen, Podcasts usw.:
https://linktr.ee/hollannette

Annette Holl

Annette Holl lebt mit ihrem Mann und ihren drei Kindern im Schwarzwald. Im November 2020 riss die Diagnose Brustkrebs sie aus ihrem durchgetakteten Leben zwischen Familie, Lehrerzimmer, Schreibtisch, Haushalt, Supermarkt und Fitnessstudio. Inmitten der Coronapandemie durchlief sie ihre Akuttherapie. Nach kurzer Schockstarre erkannte sie die Chance in ihrer Erkrankung: Die Pausentaste in ihrem Leben war gedrückt und sie hatte die Möglichkeit, sich in ihrem alten

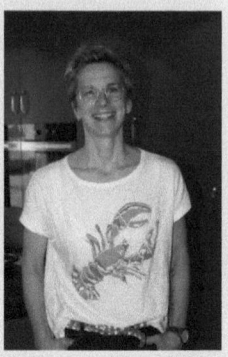

Leben neu zu finden. Sie begann in einem Blog über ihre Erfahrungen zu berichten, erzählte in Podcasts ihre Geschichte und gründete zusammen mit einem anderen Betroffenen eine Selbsthilfegruppe.

Wie alle Ereignisse im Leben miteinander verbunden sind

Elke Preuss über die Prognose Rollstuhl

1. Wie war dein Leben vor dem Schicksalsschlag/vor der Diagnose/vor dieser Krise?

Mein Leben war normal bis großartig und ich wollte alles, aber bitte keine Veränderung!

Das gilt für die Zeiten vor beiden Krisen, von denen ich dir berichte.

Mein Leben war „normal" – und genau deshalb hat es mich so aus den Schuhen gehauen – ich war einfach nicht darauf vorbereitet.

Aber ganz ehrlich, das gehört zu einer anständigen Krise auch dazu, denn nur so hast du die Möglichkeit deinen Horizont zu erweitern und daran zu wachsen.

Das hört sich gut an, ABER: An meinen schlechten Tagen hätte ich so einen Satz allerdings niemals lesen wollen!

In diesem Buch berichte ich dir von zwei lebensverändernden Krisen, die ich erlebt habe, und teile meine besten Erkenntnisse mit dir.

Es hat einige Zeit gedauert, bis ich verstanden habe, wie diese beiden Schicksalsschläge miteinander verbunden sind.

Und ich kann dir sagen, vor jedem BÄÄÄM, das mich aus den Stiefeln gekickt hat, fühlte sich alles so normal an – und dann hat es mich erwischt, und zwar: volle Breitseite!

[„…"] "You can only connect the dots looking backwards" hat Steve Jobs gesagt – und das stimmt auch für meine Geschichte.

Erst im Rückblick konnte ich verstehen, wie alles miteinander verbunden ist, und Rückschlüsse ziehen und meine Erkenntnisse benennen, aus denen ich erkennen konnte, was für mich die Geheimnisse mentaler Stärke sind.

Zurück zum Anfang, bevor mich die erste Herausforderung erwischt hat, war alles ganz „normal".

Erinnerst du dich daran, wie es war, als du dachtest, dass das Leben immer so weiter gehen würde und nichts und niemand das erschüttern könnte?

So habe ich mich in meiner Kindheit gefühlt.

Meine Kindheit war behütet und friedlich, ich wuchs als jüngere von zwei Schwestern im Ruhrgebiet auf. Ich war schon immer diejenige, die mutig war, Dinge ausprobiert hat und auch ordentlich über die Stränge geschlagen ist, so fühlt sich lebendig sein an – das waren meine Gedanken. Wenn es sich aufregend und ein bisschen beängstigend anfühlte, dann war es erst so richtig gut!

Ich liebte Bewegung, Herausforderungen, Wettkämpfe, Musik und Gemeinschaft – im Sportverein fühlte ich mich wohl und liebte es, jeden Donnerstag meine Sporttasche zu packen, um mich mit den anderen zu verausgaben, zu turnen, zu schwitzen, zu lachen und mich mit ihnen zu messen.

... und dann gab es diesen Moment, der alles änderte.

Es war Donnerstagnachmittag, in der Turnhalle. So eine alte Holzturnhalle, mit einem Holzboden, der nach einer Mischung aus Holz, Schweiß und Wachs roch, so war das in den 1970er-Jahren.

Meine Turngruppe war dabei, den Salto weiter zu üben und weiter zu verbessern. Der Salto war eine meiner Lieblingsübungen.

Ich stand in der Schlange an und wartete ungeduldig darauf, das Startzeichen zu bekommen, um endlich loslaufen zu dürfen. Meine Muskeln waren angespannt, in Startposition und bereit, loszulegen – voller Vorfreude und wie ein gespannter Bogen tippelte ich von einem Fuß auf den anderen.

Ich freute mich darauf, mit dem Schwung meines Anlaufs durch die Luft zu wirbeln und wieder etwas an der Ausführung verbessern zu können.

Die Turnhalle war erfüllt von den Stimmen der anderen aus meiner Gruppe und unserer Trainer, die die Kommandos gaben.

Dann bekam ich das Zeichen zu starten und nahm Anlauf.

Beim Absprung bemerkte ich, dass ich das Trampolin nicht mittig getroffen hatte, ein Fuß blieb an der Umrandung hängen, doch ich hob ab und wirbelte durch die Luft ...

Die Ausführung war nicht besser, dieses Mal.

2. Wann hast du erste Anzeichen gemerkt/wahrgenommen? Was hast du getan?

... und dann wurde mir schwarz vor Augen.

Als ich aus der Bewusstlosigkeit erwachte, standen alle Trainer und eine Traube der anderen um mich herum.

Irgendetwas stimmte nicht.

Irgendwas war schiefgelaufen, ich konnte kaum atmen.

Mein Trainer fragte, ob ich die Beine bewegen konnte – ja das ging, „komische Frage", ging mir durch den Kopf – ich fühlte mich wie benebelt.

Ich merkte, wie er sich etwas entspannte. Warum war es nur so schwer aufzustehen und so unendlich mühsam, mich zu bewegen, dachte ich.

Ich wollte nach Hause, mein Körper fühlte sich an wie Blei. Die Umkleidekabine war stickig und roch nach Schweiß.

Meine Kleidung lag auf einer dieser Holzbänke und mit Mühe und Not zog ich mich wieder an, es fiel mir schwer, aber ich wollte nur noch nach Hause.

Ich war schwach und schaffte den Weg irgendwie. In meiner Kindheit spielte der Satz „Indianer kennt keinen Schmerz" eine Rolle. Leiden wollte ich nicht. „Ich schaffe das schon", dachte ich und machte mich auf den Heimweg, das Atmen und Gehen fiel mir schwer, der Turnbeutel drückte auf meinen Rücken.

Als ich zu Hause ankam wollte ich nur noch ins Bett, meine Mutter rieb mir den Rücken mit Sportlersalbe ein. Ich war müde, wollte alleine sein und schlief ermattet ein. Alles wird wieder gut werden, dachte ich, denn so war es ja bis jetzt immer gewesen.

Dieses Mal wurde es anders.

Am nächsten Morgen war an meiner Wirbelsäule ein eiförmiges Gebilde entstanden.

Meine Mutter entschied, dass ich zum Röntgen ins Krankenhaus sollte, und brachte mich mit dem Auto dorthin.

Ich konnte kaum sitzen und atmen – meine Gedanken kreisten um Dinge, die ich jetzt viel lieber wollte, nämlich mit meinen Freunden im Bus auf dem Weg zur Schule sitzen, Blödsinn machen und alles wieder „normal" haben!

Diese Situation kam wie ein Tsunami und hat mich umgehauen, ich bin aus der Starre in den Überlebens- und dann in den Kampfmodus gegangen. Doch der Reihe nach.

3. Wann stand es fest? War es abzusehen oder kam es aus heiterem Himmel?

Vom heiteren Himmel in das Auge des Sturms.

Nachdem ich geröntgt worden war, fragte ein Arzt meine Mutter, wie ich denn ins Krankenhaus gekommen sei. Wahrheitsgemäß antwortete meine Ma, dass sie mich im Auto hergefahren hatte.

Das Erstaunen des Arztes ließ uns aufmerken.

Dann habe ich aber Glück gehabt, sagte der Arzt. Pech wäre gewesen, wenn die Erschütterung der Autofahrt dazu geführt hätte, dass das Rückenmark letztendlich verletzt worden wäre.

BÄÄÄÄM.

Ich verstand es noch nicht so richtig, doch ich fühlte, dass das alles komplett komisch und nicht richtig war.

Ab diesem Moment durfte ich nicht mehr aufstehen und war ans Bett gefesselt – für ganze sechs Wochen!

Die Diagnose lautete, dass ich mir beim Aufkommen auf die Matte die Brustwirbel gequetscht hatte und nur um Haaresbreite an der Querschnittslähmung vorbeigeschrammt bin.

Der Satz, der tatsächlich alles änderte kam allerdings später. Aus heiterem Himmel und mit drastischen Auswirkungen.

4. Wie bist du damit umgegangen? Was waren deine ersten Gedanken und folglich Taten? Vor welchen Herausforderungen standest du? Wie hast du dich gefühlt?

Ich bin den Weg gegangen aus der Position des Opfers, der Schwäche und der Angst, in die Position derjenigen, die die Situation annimmt, ihr ins Auge sieht, den Rücken strafft, all ihre Kräfte zusammennimmt und kämpft – um dann zu erkennen, dass alles im Fluss ist, dass alles gut ist und dass jede Erfahrung, jeder Schmerz, jeder Moment dazu beigetragen hat, dass ich heute diejenige bin, die andere in Phasen der Veränderung, der Herausforderung und des Wachstums unterstützt.

Zuerst dachte ich, dass es wohl sei wie ein gebrochener Arm. Ich kannte Kinder, die eine Zeit lang einen Gipsarm oder ein Gipsbein hatten. Das dauerte eine Weile, die Freunde malten ihre Namen, lustige Figuren oder Bilder auf den Gips und nach einiger Zeit war wieder alles gut.

Das schien okay zu sein, allerdings kannte ich niemanden mit meiner Diagnose.

Es gab keinen Gips für meine lädierte Wirbelsäule. Die Ärzte appellierten an meinen Verstand, dass ich diszipliniert und ruhig liegen bleiben sollte. Das war die Therapie.

Na großartig, wie soll das nur werden, spukte es durch meinen Kopf.

HALLOOOO!!!!!

Seid ihr euch sicher?!?

Ich bin die Rebellin, die sich nicht an die Regeln hält, wie soll das bitte funktionieren???

Es brauchte einige Zeit, bis ich diese Nachricht in aller Tiefe und komplett verstanden habe:

Der Erfolg meiner Genesung war von meiner Willenskraft, von meiner mentalen Stärke abhängig.

Gehorsam oder Querschnittslähmung, was sollten das denn bitte für Alternativen sein?

Da lag ich nun, ein 12-jähriges Mädchen, voller Bewegungsdrang, ein Rebell im Inneren und auf der anderen Seite der tiefe Wunsch, dass doch bitte alles wieder normal sein soll.

In meinem tiefsten Inneren reifte eine unfassbare Stärke heran.

Egal wie groß mein Drang aufzustehen sein würde, egal wie sehr ich mich bewegen wollte, egal wie schwer es sein würde – ICH schaffe das – OHNE JEDEN ZWEIFEL!

Die Rebellin in mir übernahm das Kommando:

> Auch wenn jeder glaubte, dass es schwer für mich als Bewegungs-Mensch sein würde – ich trat in meine Fußstapfen als Kämpferin und übernahm die volle Verantwortung: Challenge accepted, Mission: Ruhig liegen bleiben – hört sich lustig an, war es aber nicht.

Ich übernahm die volle Verantwortung und die Führung!

Meine Realität: vom aufsteigenden Salto zum Alltag mit Bettpfanne, was für eine Reise!

Die Zimmergenossen kamen und gingen, mit zwölf Jahren war ich zu alt für die Kinderstation und so verbrachte ich die meiste Zeit mit Älteren und ihren unterschiedlichsten Leiden. Niemand blieb länger als ich, also bemühte ich mich um eine gute Verbindung zu all den neuen Menschen.

Ob mir das leicht gefallen ist: Nein, aber ich wurde immer besser darin und es schulte meine Menschenkenntnis!

Und da gab auch diese Augenblicke unter der Bettdecke, in denen ich mich unfassbar einsam, verlassen und hilflos fühlte. Momente, die meinen Mut und meine Willenskraft auf die Probe stellten.

Wenn es keiner sieht, könnte ich ja aufstehen und das Fenster alleine öffnen, zur Toilette gehen oder einfach mal probieren, wie es sich anfühlt, auf meinen Beinen zu stehen ... und der kleine Teufel auf meiner Schulter tanzte und jubelte: JAAAAAAA, mach doch – das wird großartig –, zeig ihnen, dass du es kannst. Sollen sie doch sehen, dass du TROTZDEM wieder gesund wirst ... los ... nur ein paar Schritte ... so schwer ist das nicht.

Seine Stimme war laut und verlockend … und das Bett so langweilig, öde und soooo anstrengend.

Doch ich widerstand und mit jedem NEIN wurde ich stärker!

Der Engel auf der anderen Schulter feierte mich dafür, dass ich standhaft blieb, denn am Ende von allem gab es diese Vision, dass ich wieder ein normales Leben haben würde.

Dafür lohnte es sich, den Teufel zwar zu sehen und ihn dafür umso mehr zu IGNORIEREN!

5. Welche Entscheidungen hast du aufgrund dessen getroffen (gute und weniger gute)?

Ich bin zu meinem eigenen Felsen in der Brandung geworden und machte fast alles mit mir alleine aus. Das führte dazu, dass ich nicht gut Hilfe annehmen konnte – manchmal war ich wie ein einsamer Wolf, aber ich fühlte und fühle mich immer noch wohl dabei, dieser Teil ist mir geblieben.

In diesen Zeiten habe ich mich kennengelernt, in- und auswendig, mit schonungsloser Ehrlichkeit, das fühlte sich manchmal unfassbar schwer und unbequem an.

Doch es war so lohnenswert, und so habe ich den Schatz IN MIR gefunden.

Ich wusste, wenn sich alles in meinem Leben verändern würde, die einzige Konstante bin ich selbst – und deshalb täte ich gut daran, dass ich mich auf mich verlassen kann.

Du bleibst immer bei dir!

Kenne dich. Wisse, wer du an den hellsten und an den dunkelsten Tagen bist. Das ist einer meiner Schlüssel für mentale Stärke.

Ein afrikanisches Sprichwort sagt: Wenn Du im Inneren keinen Feind hast, kann Dir kein äußerer Feind etwas anhaben.

Da ich dachte, dass die Zeit meiner Bewegungsfähigkeit limitiert sei, entschied ich mich außerdem dafür, das Leben in vollen Zügen auszukosten, Experimente zu wagen, mutig zu sein, ungewöhnliche Wege zu gehen und nicht zu sehr auf die einschränkende Meinung anderer zu hören.

ICH SCHAFFE DAS - wurde zu meiner Grundüberzeugung.

6. Wie hat sich dein Leben verändert? Wie hat sich dein Umfeld verändert?

Und dann war dieser Tag, am Ende der Rekonvaleszenzzeit.

Es begann wie ein weiterer dieser vielen Arztbesuche, meine Mutter hatte mich zum Arzt gebracht, ich war immer noch schwach und es dauerte eben, bis sich Kreislauf und Muskeln wieder an ein Leben als aufrechter Mensch gewöhnten.

Wir wurden in das Arztzimmer gerufen und begrüßt.

Nach einiger Zeit ließ mich der Doktor auf seinem Stuhl hinter dem großen Eichenholzschreibtisch Platz nehmen: WOW, das fühlte sich großartig an!

Das Bild werde ich nie vergessen: Er stand mir schräg gegenüber, an eine Liege gelehnt und meine Mutter saß auf der anderen Seite des Schreibtisches auf dem Platz des Patienten.

Nachdem der Arzt meine Willenskraft, die Fortschritte der Genesung und den Verlauf der letzten Wochen gelobt hatte, änderte sich seine Tonlage.

Jetzt wurde es wichtig. Er sagte, dass es wohl so käme, dass ich mit vierzig Jahren im Rollstuhl sitzen müsse.

BÄÄÄM.

Die wahren Auswirkungen dieses Satzes habe ich erst Jahre später begreifen können.

Ich war zwölf Jahre alt. Prognose: Rollstuhl mit vierzig.

In der nächsten Zeit war ich sehr viel alleine und mir sind SEHR VIELE Dinge durch den Kopf gegangen.

Und wieder habe ich eine maßgebliche Entscheidung getroffen, nämlich mein Schicksal anzunehmen und das Allerbeste daraus zu machen. Ein Versprechen an mich selbst.

Es war eine ganz einfache Rechnung:

Ich habe 28 Jahre Zeit, mich auf diese Situation vorzubereiten. Mein Statement: Das schaffe ich!

Ich war zwölf Jahr alt und habe mir ausgemalt, wie ich mit vierzig Jahren in einem Rollstuhl sitzend in einen Raum rolle.

Diese Frau habe ich mir vorgestellt, sie in Gedanken erschaffen, genau kennengelernt und mir unendlich viele Fragen gestellt.

Zum Grübeln, Denken und Phantasieren hatte ich ja jede Menge Zeit. Wenn mir im Alltag Menschen im Rollstuhl begegneten, beobachtete ich genau, wie sie Hindernisse überwanden, anderen begegneten oder wie andere auf sie reagierten, und in Gedanken schlüpfte ich in ihre Rolle.

Also stellte ich mir unter anderem diese Fragen:

- Was würde mich an anderen interessieren?
- Was würde andere an mir interessieren?
- Warum würde sich jemand mit mir unterhalten wollen?
- Wer bin ich ohne meine Geschichte?
- Wie würde so ein Gespräch sein, also ganz pragmatisch: Mein Kopf wäre auf Nabelhöhe des anderen – wie würde sich das anfühlen?
- Wie könnte ich dafür sorgen, dass ich Interesse statt Mitleid erzeuge?

Jahrelang musste ich wegschauen, wenn im Fernsehen Sportler gezeigt wurden, die turnten oder sprangen, aber auch das habe ich mit der Zeit überwunden.

Mein größter Gewinn:

Ich habe gelernt, meinen Geist zu bändigen, ihn zu beruhigen und auch in den stressigsten Situationen denkfähig zu bleiben.

Ein ruhiger Geist ist der größte Schatz im Leben. Ich kann mich noch gut an die Momente erinnern, in denen ich am liebsten geschrien hätte, um das negative Gedankenhamsterrad abzustellen – nur wusste ich damals noch nicht, wie ich das anstellen sollte. Heute bedarf es dazu nur Sekunden.

Lösungsorientiertes Denken ist mir in Fleisch und Blut übergegangen. In Windeseile verschiedene Szenarien zu überdenken, zu entscheiden und anzupassen wurde eines meiner Lieblings-Gedankenspiele – eine unfassbar wertvolle Erfahrung und Ressource!

In mir ist die Erkenntnis gereift, dass derjenige, der sich am schnellsten und flexibelsten auf Situationen einstellen und darauf reagieren kann, am Ende immer gewinnen wird.

In der heutigen Zeit ist diese Fähigkeit von unschätzbarem Wert – und die Schritte, um dahin zu kommen, sind so leicht – wenn du sie kennst!

Mein Leben ist durch die Herausforderungen besser geworden, ich wurde aus meiner Komfortzone gerissen und gezwungen, neu und anders zu denken. Ehrlicherweise hätte ich es sonst nicht gemacht.

7. Was ist dadurch entstanden? Welche Erkenntnisse/Einsichten hast du gehabt? Welche persönliche Bedeutung misst du deinem Schicksalsschlag zu?

Das ist eine tolle Frage, die ich erst aus der heutigen Sicht beantworten kann, denn ich habe nicht bemerkt, was dadurch alles entstanden ist – bis mein Leben mich dazu gebracht hat, es sehr deutlich zu erkennen.

Wenn du den Fisch fragst, wie schwimmen funktioniert, wird er zuletzt das Wasser nennen.

In erster Linie sind tiefe Verbindungen entstanden, Oberflächlichkeit hat mich immer weniger interessiert. Ich habe ein hohes Maß an Empathie entwickelt, sodass ich sehr schnell Zugang zu neuen Menschen finden kann und sie sich sehr schnell ebenfalls authentisch und offen zeigen.

Die tiefste Verbindung ist aber zu mir selbst entstanden.

Erst als ich im Alter von fünfzig Jahren erneut eine fundamentale Lebenskrise erlebte, habe ich begriffen, welch hohes Maß an Resilienz ich tatsächlich entwickelt habe, denn ich konnte auf all das zurückgreifen, was ich mir seit meiner Kindheit angeeignet hatte.

Mein Leben geriet aus den Fugen, als der Mann, von dem ich dachte, dass wir miteinander alt würden, mich verließ. Dreißig Jahre Partnerschaft hatten sich mit einem Fingerschnips in Luft aufgelöst, die Zukunft, auf die ich vertraut hatte, gab es nicht mehr – und ich hatte es nicht kommen sehen.

Durch diese Zeit der Trennung bin ich mit all ihren Höhen und Tiefen und habe wieder entschieden, stärker als je zuvor aus ihr hervorzugehen – und genau das habe ich gemacht.

Je mehr ich darauf vertraut habe, dass ich es schaffe, und mutig genug war, meiner eigenen Stimme zu folgen, umso einfacher und besser ist mein Leben geworden.

Am Anfang steht eine Entscheidung, schrieb ich nach einem Jahr in mein Journal, und es war der Schritt **aus der Krise in die Kraft**!

Sobald du bereit bist, die Verantwortung zu übernehmen und zu tun, was getan werden muss, ändert sich alles. Du bist der Käpt'n auf deinem Schiff und bestimmst die Richtung, egal wie der Wind weht!

Heute bin ich der Überzeugung, dass alles im Leben aus einem bestimmten Grund passiert.

Mich haben die Turbulenzen dazu gebracht, das auf den Weg zu bringen, was schon immer in mir geschlummert hat. Schon mit Mitte zwanzig wollte ich Seminare für Manager geben, das hatte ich allerdings aus den Augen verloren.

All diese Erfahrungen haben mich mutiger und innerlich reifer und größer gemacht – ich fühle jetzt, dass ich angekommen bin ... und ich weiß, dass da immer noch so viel mehr möglich ist! OH YES!

8. Wo stehst du heute? Wie lebst du damit? Was hast du gelernt? Was hat sich verändert?

Die Prognose des Arztes hat sich nie bewahrheitet, der Rollstuhl in meinem Kopf, der mein Leben verändert hat, ist nie Realität geworden.

Ich bin in keiner Weise in meiner Bewegung oder in meinem Leben eingeschränkt, aber einen Großteil meines Denkens und Lebens wurde von dieser Prognose beeinflusst.

Heute bin ich an dem Punkt angekommen, dass ich in tiefem Frieden mit meinem Weg bin. Mit fünfzig Jahren habe ich mich entschieden ALL IN zu gehen und nicht klein zu spielen, es hat mich dahin gezogen, dass ich international arbeite.

Von Anfang an habe ich mich entschieden, von den weltweit besten Lehrern zu lernen, so bin ich 2021 in die englischsprachige Welt eingetaucht. Die Pandemie hat dazu beigetragen, dass online plötzlich so viel mehr möglich war.

Für manche Seminare bin ich monatelang mitten in der Nacht aufgestanden, damit ich live an den Sessions teilnehmen konnte, die einer meiner Mentoren in einer anderen Zeitzone gegeben hat.

Nicht jeder hat die Zeit, an all diesen Seminaren und Programmen teilzunehmen. Stetige Weiterentwicklung ist mein Standard geworden, und ich gebe die neuesten und besten Erkenntnisse als Abkürzungen an meine Klienten weiter.

Heute lebe ich ein Leben, das ich vor einiger Zeit nicht für möglich gehalten hätte.

Die schweren Zeiten in meinem Leben haben mich zu der Person gemacht, die ich heute bin, und ich bin dankbar für jede Erfahrung, durch die ich wachsen durfte.

Aktuell bin ich in Tallinn und schreibe diesen Text.

Hier in Tallinn hat ein Event von Mindvalley, der weltweit größten Plattform für persönliche Entwicklung, stattgefunden und ich wurde dazu eingeladen.

Für dieses Event kann man keine Tickets kaufen, der Eintritt ist nur mit persönlicher Einladung möglich.

Als ich realisiert habe, dass ich weltweit zu den 500 eingeladenen Coaches gehöre, die hier vor Ort sind, habe ich einen Moment innegehalten und darüber gestaunt, was ich in den letzten Jahren erreicht habe und welchen Weg ich gegangen bin.

Das ist genau das wundervolle Leben, das durch diese Krisen entstanden ist.

Bei vielen Menschen erlebe ich, dass sie ihre Vergangenheit als Bürde betrachten und jeden Tag unter seiner Last leiden. Dieser Gedanke hat mir nie gefallen. Meine Vergangenheit ist mein Schatz, aus dem ich so viel lernen und mitnehmen kann.

Lass deine Vergangenheit deinen Schatz und nicht deine Bürde sein.

Aus dieser Haltung ist eine tiefe Dankbarkeit und Zufriedenheit gereift.

Erst gestern hat mich jemand angesprochen und gesagt:

Immer wenn ich dich sehe, lächelst und strahlst du – wie machst du das? ...

Er hat mir ein noch größeres Lächeln ins Gesicht gezaubert, denn heute weiß ich, dass die Krisen dazugehört haben, damit ich verstehen konnte, was ich verstehen sollte.

Diese Frage wurde mir so oft in meinem Leben gestellt und ich habe das Bedürfnis nach einer Antwort nahezu ignoriert, denn ich habe die Frage nicht richtig verstanden, weil die Antwort für mich so selbstverständlich und naheliegend ist.

Es war die Frage nach dem Geheimnis meiner mentalen Stärke und Lebensfreude.

Und dieses Mal habe ich mir ausgiebig Zeit genommen, um demjenigen zuzuhören und zu antworten.

Menschen lassen sich durch meine Lebensfreude anstecken und inspirieren, sobald sie sehen, dass es Hoffnung und Veränderung gibt, sind sie bereit, sich auf den Weg zu machen.

Für jede dieser Begegnungen bin ich zutiefst dankbar.

Was hat sich verändert?

Alles und nichts.

Der Rollstuhl in meinem Kopf hat meine Art zu denken und zu handeln verändert.

Die Trennung hat mein komplettes äußeres Leben verändert.

Ich bin immer mehr die geworden, die ich schon immer war.

Habe den Mut zu werden, wer du bist – ist eine meiner Kernbotschaften.

LEADERSHIP AS A LIFESTYLE

Wenn du die LEADER-Rolle in deinem eigenen Leben einmal und vollumfänglich angenommen hast, dann mag es Phasen geben, in denen du einen Schritt zurücktrittst, aber du gibst diese Rolle niemals wieder ab – nur du bist verantwortlich und diese Verantwortung schafft eine erfüllende Freiheit.

Bleibt die Frage an dich: Bist du bereit, die volle Verantwortung für dein Leben zu übernehmen?

Let's go – YOU GOT THIS!

Und auch wenn ich dich nicht kenne, so weiß ich doch, dass du jede schwierige Phase und Herausforderung in deinem Leben bewältigen kannst. Du liest dieses Buch aus einem bestimmten Grund, nimm einen der vielen Tipps von den wundervollen Autoren und FANG AN, alles, was du benötigst ist schon da.

Neil Donald Walsh hat einmal gesagt: Nur die Stärksten bekommen die größten Herausforderungen.

Du bist auf dieser Welt, um zu gewinnen! Du schaffst das!

9. Was hat dir geholfen, heute da zu sein, wo du bist? Was hat dir geholfen, mental stark zu bleiben, und was hat dir Kraft gegeben? Deine TOP 5! Dein Geheimnis mentaler Stärke (Techniken, Strategien, Umfeld, Therapien, Bücher, Menschen, Vorbilder etc.)!

Ich hatte immer den Antrieb, kein Opfer sein zu wollen. Sobald du diese Grundsatzentscheidung gefällt hast, hast du den entscheidenden Schritt aus der Krise gemacht.

Meine Eltern haben immer an mich geglaubt und mich unterstützt. Sie haben mir große Freiheiten gelassen, vielleicht mit dem Gedanken und dem Blick, dass ich ja irgendwann im Rollstuhl sitzen müsse und bestimmte Dinge nicht mehr erleben könnte.

Meine Mutter Carla hat auch nach der Krise mit fünfzig Jahren an mich geglaubt und mich in jeglicher Form unterstützt, dafür bin ich zutiefst dankbar.

Manchmal war sie, glaube ich, überrascht, wie groß ich meine Vision gemacht habe, aber sie hat es sich fast nicht anmerken lassen. Mein Vater Egon war zu der Zeit bereits verstorben, aber ich wusste immer, wie stolz er auf mich wäre.

Mein größter Antrieb war, kein Opfer sein zu wollen, weder als Kind noch als Erwachsene. Meine Töchter sollten mich nicht als leidende Mutter sehen, ich wollte ihnen Vorbild darin sein, auch die schlimmsten Situationen im Leben nicht nur zu überstehen, sondern daran und über sich hinauszuwachsen.

Meine persönlichen Tipps für deine mentale Stärke:

1. **Vision**

   Entwickle eine starke, klare und attraktive Vision.

   Sieh dich als Gewinner und wie du diese Phase überwunden hast und male sie dir in allen Facetten aus – in den buntesten Farben und mit so vielen Details wie möglich. Sieh, wie andere davon profitieren, dass du es geschafft hast!

   Und dann lerne diese Version von dir kennen, denke wie sie, handle wie sie und bewege dich wie sie.

   BONUS:

   Du kannst diese Version von dir sogar als deinen persönlichen Ratgeber nutzen.

2. **Kenne dich**

   Achte darauf, wer du an deinen besten und an deinen schrecklichsten Tagen bist. Lerne dich so gut kennen, dass dich nichts mehr an dir überrascht, so wirst du dein stärkster Verbündeter.

3. **Liebe dich**

   Nimm dich an, genauso wie du bist, und werde zu deinem eigenen Cheerleader.

4. **TRAU DIR!**

   Habe den Mut, deiner inneren Stimme zu trauen und zu folgen. Niemand ist in deiner Situation und du hast alles in dir, um es zu bewältigen – YOU GOT THIS!

   TRAU DIR® ist meine eingetragene deutsche Marke.

5. **Fünf Möglichkeiten**

   Diese Übung hat mich durch meine schlimmsten Tage gerettet und ich kann dir sagen, manchmal hat es TAGE gedauert, bis ich fünf Möglichkeiten gefunden habe. Sie funktioniert – immer!

   Spiele es durch: Was ist, wenn A stimmt, was, wenn B stimmt, was, wenn weder A noch B stimmt, was ist, wenn beides wahr ist … usw. …

Mein Bonus Tipp:

Suche so lange, bis du <u>irgendetwas</u> Gutes an der Situation gefunden hast, und mache das GUTE größer – egal wie lange es dauert!

Diese Übung macht deinen Geist flexibel und du änderst die Perspektive. Nimm es als Spiel, du hast nichts zu verlieren und kannst nur gewinnen!

10. Wenn du die Zeit zurückdrehen könntest, würdest du etwas anders machen? Wenn ja, was (Entscheidung, Handlung, etc.)?

Die Fragen der Menschen danach, wie ich es schaffe, so glücklich zu sein, ernst nehmen. Es wäre für andere und für mich selbst eine deutliche Abkürzung gewesen.

Die Zeit nach dem Unfall und wie ich damit umgegangen bin, würde ich nicht ändern. Mein Umgang mit der unerwarteten Situation hat diese unfassbare Lebensfreude erschaffen, damit bin ich sehr glücklich.

Bezogen auf meine gesamte Geschichte gibt es etwas, das ich auf jeden Fall anders machen würde:

Ich würde schneller loslassen.

Der Schock der Trennung hat mich festhalten lassen, verständlich, denn ich wollte es ja nicht so. Doch als ich mich dann irgendwann entschieden habe, die Situation anzunehmen und die Vergangenheit loszulassen, wurde plötzlich alles viel leichter.

Leader meines eigenen Lebens zu sein hat mir eine unfassbare Freiheit und Frieden beschert.

Dazu passt das Zitat von Reinhold Niebuhr:

Gott, gib mir die Gelassenheit,
Dinge hinzunehmen, die ich nicht ändern kann,
den Mut, Dinge zu ändern, die ich ändern kann,
und die Weisheit, das eine vom anderen zu unterscheiden.

11. Abschlussfragen: Wie siehst du deine Zukunft? (Kurze Antworten)

a) Was ist deine Vision?

Meine Vision ist es, einen positiven Einfluss auf Business Leader in der Welt zu haben. Sie dabei zu unterstützen, dass sie ihr Bestes geben können, um einen positiven Einfluss auf das Leben aller Menschen in ihrem Umfeld zu haben.

Es ist meine Vision, ein weltweites Netzwerk von Changemakern zu etablieren. Ein Netzwerk von Menschen, die bereit sind, den notwendigen Wandel im Sinne aller Menschen voranzutreiben, Verantwortung zu übernehmen und voranzugehen.

Trau Dir ist meine Marke – meine Vision ist, dass immer mehr Menschen diese Haltung etablieren und den Mut haben, danach zu leben. Diese Denkweise beeinflusst dein eigenes Leben, aber auch das der anderen Menschen.

Begegnen wir uns mit Respekt, Wertschätzung und Neugier, so stehen uns allen unfassbar viele Möglichkeiten zur Verfügung, um das Leben aller Menschen besser zu machen.

b) Wie ist dein Lebenssinn?

Die Krise mit fünfzig hat mich letztendlich dahin gebracht, das zu tun, was ich schon mit Mitte zwanzig machen wollte.

Schon damals wollte ich diejenigen, die in Führungspositionen sind, unterstützen, ihr Bestes zu geben, damit sie die bestmögliche Auswirkung auf das gesamte Team und alle Menschen in ihrem Umfeld haben.

LEADERSHIP AS A LIFESTYLE bedeutet für mich ebenfalls, den Businesserfolg auch auf alle anderen Lebensbereiche zu übertragen – denn was nutzt beruflicher Erfolg, wenn du nicht auch glücklich in allen anderen Lebensbereichen sein kannst?

Das Thema Führung hat mich mein ganzes Leben begleitet, als junge Team-Leaderin, Mutter oder Assistentin von zwei CEOs.

Nun bringe ich all meine Erfahrungen und Kenntnisse zusammen und unterstütze Unternehmer, Führungskräfte und Selbstständige darin, wieder mit Freude und Leichtigkeit zu leben, zu lieben und zu führen und ihr nächstes Level zu erreichen – beruflich oder persönlich.

2021 habe ich entschieden, dass Sprache kein Limit für meine Angebote sein soll. Seitdem biete ich meine Dienste auch englischsprachig und international an.

Der Sinn meines Lebens ist, andere zu ermutigen, zu inspirieren und die Funken der Lebensfreude überspringen zu lassen und Hoffnung, Zuversicht und Freude in den Menschen zu erwecken.

Der Sinn meines Lebens ist es, die Freuden des Mutterseins zu genießen und mit Glück, Stolz und Freude zu erleben, wie meine Kinder ihre Zukunft gestalten.

Der Sinn meines Lebens ist es, die Menschen zu lieben, zu verbinden und zu ermutigen, ihrer inneren Stimme zu vertrauen.

Habe den Mut zu werden, wer du bist.

LEADERSHIP AS A LIFESTYLE bedeutet mit vollster Freude und absoluter Verantwortung ein großartiges Leben zu führen! YES!

c) **Dein Lebensmotto?**

Heute ist mein Lieblingstag.

d) **Wenn du deinem damaligen Ich am Anfang deiner Krise drei Tipps mitgeben könntest, welche wären es?**

1. Glaube an dich – du schaffst das!
2. Vertraue! Lass los! Lebe!
3. Habe eine tägliche Praxis für deine mentale Stärke.

Meine absolute Empfehlung: Die **6-Phasen-Meditation**, melde dich bei mir, wenn du sie erlernen möchtest!

Vor ein paar Jahren habe ich ein Interview mit Debbie Harry, der Sängerin von Blondie, einer in den 1980er-Jahren sehr populären Band, gelesen. Das Interview wurde anlässlich ihres 70. Geburtstages geführt. Debbie sagte darin im Rückblick auf ihr Leben, dass sie **viel exzessiver** hätte leben sollen – WOW. Dieser Funke ist auf mich übergesprungen. Debbie hat sicher das Leben eines Rockstars geführt und kam dennoch zu diesem Schluss.

Das ist DEIN Freibrief, tatsächlich **jeden Tag** und **jeden Moment voll** und **intensiv zu leben** – mein ultimativer Tipp für mentale Stärke! Genieße den Moment. JETZT!

Habe den Mut zu werden, der du bist – YOU GOT THIS.

Die Antworten sind in dir – TRAU DIR!

Elke

e.) Wo und wie können wir mit dir Kontakt aufnehmen?

E-Mail:	kontakt@elkepreuss.de
Webseite:	Elkepreuss.de
Instagram:	elkepreuss.de
Podcast:	Unmute yourself! by Elke Preuss
Join my club:	Change.club ||| QR CODE

Die mentale Fitness Lounge | The mental fitness lounge

Erfahre monatlich die besten Tools, Hacks und Abkürzungen für mentale Stärke und persönliches Wachstum (Deutsch / Englisch).

Change.club einfach in den Browser eingeben und du landest genau richtig!

Über Elke Preuss

Elkes Mission ist es, direkt mit CEOs und Führungskräften zusammenzuarbeiten und sie darin zu unterstützen, eine neue Kultur der Führung und der Veränderung zu etablieren.

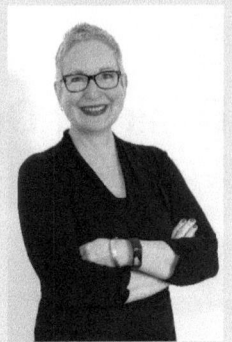

Dabei setzt sie in ihren Klienten ungeahnte Potenziale frei, sodass diese dem immer schneller werdenden Wandel mit Authentizität, Klarheit, Integrität und innerer Stärke begegnen können.

Elke ist internationaler Coach, Autorin und Speaker, sie inspiriert Business Leader, ihre visionären Ziele mit Mut, Leichtigkeit und Freude zu erreichen und dabei nicht nur geschäftliche Erfolge, sondern auch persönliches Glück und Zufriedenheit zu erreichen.

Sie steht kraftvoll und ermutigend zur Seite, wenn das nächste Level beruflich oder persönlich ruft.

Ihre Vision ist es, ein weltweites Netzwerk von leidenschaftlichen, kraftvollen und inspirierenden Machern aufzubauen und den positiven Einfluss in der Welt zu steigern.

Be a CHANGEMAKER!

Danke an Marc Chapoutier, du gibst den Menschen Hoffnung und bist ein Lichtblick für alle, die Ermutigung brauchen.

Dieses Kapitel widme ich meinen Töchtern Ronja und Marie. Ihr wart der Antrieb dafür, dass ich mich aufgemacht habe.

In tiefer Liebe - Danke.

Dank der Depression fand ich zu mir

Fabio Porta

1. Wie war dein Leben vor dem Schicksalsschlag/vor der Diagnose/vor dieser Krise?

Vor der Depression stand ich vermeintlich mitten im Leben. Ich lebte in München und fand dort meinen damaligen Traumberuf – ich war Sportredakteur und berichtete fast täglich über Fußball. Neben der Arbeit war ich oft und ausgelassen feiern, wollte mich nicht binden und war dementsprechend auch nicht in der Lage, eine Beziehung aufzubauen. Mein Fokus lag darauf, mein Leben auszukosten und das viele Geld, was ich verdiente, direkt auszugeben – dabei hatte ich keine Ahnung, wie ich mein Leben eigentlich gestalten möchte. Ich war zufrieden, hatte einen großen Freundeskreis und lebte in der Großstadt offen meine Homosexualität aus. Ich war unabhängig und ging jeglicher Bindung aus dem Weg. Ich fühlte mich total wohl und der Gedanke an eine Partnerschaft löste in mir Unbehagen aus. Also baute ich mir mein für mich „perfektes" Leben auf – mit einer harten Schale, zu der selbst ich nicht durchdringen konnte. Nach außen hin war ich der fürsorgliche, ruhige und gelassene Typ, der immer alles im Blick hat und mit allem und jedem klarkommt. Einer, dem man alles anvertrauen kann und der immer parat steht.

Ich bemühte mich sehr, genauso zu wirken – ungeachtet dessen, was ich wirklich wollte. Dieses Aufrechterhalten einer Fassade kostete mich Kraft. Kraft, die ich eigentlich nicht hatte. Ich war oft körperlich krank und hatte meine Phasen, in denen ich lieber alleine sein wollte. Ich zog mich immer mal wieder zurück, nahm mir eine Auszeit, ehe ich wieder ins Leben zurückkehrte. Auch damals hatte ich mein Leben hinterfragt und mir überlegt, wie ich gerne leben würde. Ich hatte mir überlegt, wie mein Leben aussehen sollte. Aber ich hatte keine Werkzeuge. Ich hatte keine Ahnung, wie ich mich selbst hinterfrage, wie ich über mich selbst nachdenke oder wie ich tiefgründige zwischenmenschliche Beziehungen aufbaue. Ich lebte also an der Oberfläche – der Zugang zu meinem inneren Kern war versperrt. Mir war bewusst, dass es da einen inneren Kern gibt, der sich immer wieder meldet und versucht, mir Signale zu schicken. Aber weder ich noch andere Personen waren in der Lage, an diesen Kern zu gelangen. Also veränderte ich immer wieder äußerliche Faktoren wie einen Umzug, einen Jobwechsel, Wechsel von Freund:innen.

2. Wann hast du erste Anzeichen gemerkt/wahrgenommen? Was hast du getan?

Die ersten Anzeichen kamen schleichend und langsam. Es gab Situationen, die ich nicht gut verarbeiten konnte und sofort weggedrückt habe. Wenn ich schlechte Laune hatte, war ich entweder alleine in meinem Zimmer oder ich betäubte alles am Wochenende auf Festivals oder in Clubs. Mir fehlte damals jegliches Bewusstsein, jegliche Aufklärung dafür, dass ich krank sein könnte. Ich spürte aber, dass ich im Job nicht mehr zufrieden war. Ich war öfter schlecht gelaunt, unmotiviert, traurig. Die Arbeit hat mich nicht mehr erfüllt, wie noch vor ein paar Jahren. Das berufliche Umfeld hat mich genervt, ich wurde öfter krank.

Irgendwann entschied ich mich schließlich, intensiv nach einem neuen Job zu suchen. Ich führte viele Gespräche und sehnte die

Veränderung herbei. Im neuen Job spürte ich Unbehagen und ein Unwohlsein. Ich verstand aber nicht, dass dies nicht an dem neuen Job lag. Es fiel mir sehr schwer, mich zu integrieren, Kontakte zu knüpfen und schlichtweg zu arbeiten. Einfachste Aufgaben waren plötzlich unmöglich und ich ging immer öfter traurig und weinend nach Hause. Ich dachte nicht an eine psychische Krankheit - ich schob alles auf den Job. Dabei handelte es sich um deutliche Trigger meiner Depression.

Auch heute bin ich der Meinung, dass dieses Umfeld nichts für mich war und es gut war, nur kurze Zeit dort zu bleiben. Ich kämpfte weiterhin und lebte mein Leben wie gewohnt. Ich ging zur Arbeit, zum Sport und am Wochenende feiern. Irgendwann hatte ich die Vermutung, dass dies nicht nur der Job sein konnte. Aber auch da ignorierte ich noch gekonnt die ganzen Symptome wie Niedergeschlagenheit, Trauer, Kraftlosigkeit. Ich kam immer schwerer aus dem Bett und verlor Stück für Stück meine Lebensenergie. Ich verstand nicht, was mit mir passierte.

3. Wann stand es fest? War es abzusehen oder kam es aus heiterem Himmel?

Anfang 2019 erhielt ich die Diagnose. In der Situation kam es aus heiterem Himmel, aber das stimmt natürlich nicht. Die Depression hat sich abgezeichnet. Sie hat sich angedeutet und vorher angemeldet, ganz klar und deutlich. Ganz langsam und in kleinen Schritten, aber doch mit Ansage. Ich verstand die Warnzeichen nicht. Mein Wissen über Depressionen war zu diesem Zeitpunkt nicht vorhanden - ich wusste also gar nicht, was es bedeutet. Ich möchte es wirklich so deutlich sagen und das ist auch ein Grund, wieso ich nun so offen darüber spreche. Mir fehlte jegliches Bewusstsein, jegliche Aufmerksamkeit für diese psychische Krankheit. Weder auf der Arbeit noch in meinem Umfeld kam ich mit der Depression in Berührung.

Es war eine Krankheit mit Ansage. Wenn ich rückblickend auf die letzten Monate vor der Diagnose blicke, dann meldete sich die Depression an. Ganz offiziell, mit einem Stempel. Sie hat sich nur getarnt. Mein Lösungsansatz war hier, den Job zu wechseln – dann wird das schon. Ich suchte nach neuen Jobs, denn ich war mir sicher, dass ich vor allem in diesem beruflichen Umfeld nicht glücklich werde. Dass es in eine Depression mündet, konnte und wollte ich vermutlich einfach nicht sehen. Zu diesem Zeitpunkt war mein Blick bereits total benebelt und mein Verstand wechselte unterschwellig in diesen Krankheitsmodus. Es gehört zu den Symptomen, dass man die Welt negativ, traurig und trostlos wahrnimmt. Hinzu kam meine unfassbare Langsamkeit, dabei gehört Schnelligkeit zu einer meiner größten Stärken. In der Phase nicht. Ich war gelähmt und ahnte nicht, wer mir hier einen Ganzkörpergips verpasst hatte. Dabei war ich das selbst.

4. Wie bist du damit umgegangen? Was waren deine ersten Gedanken und folglich Taten?

Vor welchen Herausforderungen standest du? Wie hast du dich gefühlt?

Ich war geschockt und fühlte mich ohnmächtig. Ich weinte los und machte mir sofort Vorwürfe, wieso es so weit kommen musste. Ich warf mir vor, das nicht erkannt zu haben. Ich ging sehr hart mit mir ins Gericht. Dann spürte ich aber eine gewisse Erleichterung, wenn man das in der Situation so nennen kann. Mir war nun bewusst, dass es sich um eine Depression handelte. Mir war bewusst, dass ich krank war. Dadurch war mir auch bewusst, dass ich sofort einen Therapieplatz suchen musste und zunächst nicht wieder arbeiten gehen wollte.

Mir wurde eine Liste mit einigen Therapeut:innen in meiner Nähe geschickt. Ich dachte gar nicht viel darüber nach. Ich setzte mich hin und rief eine Nummer nach der anderen an. Ich hatte keine

Ahnung, welche Therapieform ich benötigte, wie es weiterging und wie so eine Therapie überhaupt aussah. Ich probierte es so lange, bis mir eine Therapeutin einen Termin geben konnte. Zur Sicherheit hörte ich aber hier nicht auf, sondern suchte noch einen zweiten Therapeuten, schließlich ging es mir um eine langfristige Beziehung, die mir bei dem Weg aus der Depression helfen sollte.

Das alles war die erste große Hürde, denn mir ging es bereits zu diesem Zeitpunkt richtig schlecht. Aber ich ignorierte meine Gefühle und meine Gedanken. Ich schaltete sie aus – so wie ich es als Kind gelernt habe. Ich blendete meine Gefühlslage aus und funktionierte, um alles zu organisieren. Erst abends, alleine im Zimmer – da weinte ich los. Mich überkamen zunächst die Schuld und die Vorwürfe. Ich warf mir vor, mein Leben einfach weggeworfen zu haben. Das sei nun die Konsequenz, sagte ich mir. Diese Suppe musste ich auslöffeln. Mir blieb nichts anderes übrig. Genau das sorgte bei mir für einen Wendepunkt in meiner Haltung. Ich nahm mir vor, stärker zu werden. Es ging mir nicht nur um das Überstehen, sondern um daraus zu lernen. Ich drückte schon immer gerne aufs Gaspedal und war schnell in meinen Handlungen – hier kam mir das zugute. Es war nun mein Kampf, das zu schaffen.

5. Welche Entscheidungen hast du aufgrund dessen getroffen (gute und weniger gute)?

Der Moment der Diagnose war ein Wendepunkt in meinem Leben. Ich erkannte, dass ich mein ganzes Leben verändern musste. Ich entschied, meinen Job aufzugeben und mein Leben zu hinterfragen. Was tut mir wirklich gut? Was tut mir nicht gut? Wo stecke ich in der Komfortzone? In diesem Moment wurde ich in allen Bereichen aus meiner Komfortzone gekickt. Aber der Reihe nach. Ich brach den Kontakt zu meinem Umfeld ab und gab nur zwei, drei Menschen die Möglichkeit, mit mir zu sprechen. Ich ging nicht mehr zur Arbeit – das war die einfachste Entscheidung. Dann suchte ich mir einen Therapieplatz.

An einem gewissen Punkt musste ich auch entscheiden, ob ich Medikamente mochte oder nicht. Das war besonders schwierig, denn ich hatte zu dem Zeitpunkt noch keine Ahnung und fühlte diesen unfassbar heftigen Seelenschmerz. Ich wollte mich aber nicht mehr betäuben und den Seelenschmerz wegdrücken, das hätte mich nicht weitergebracht. Ich musste an den Kern der Depression – das war und ist meiner Meinung nach nicht mit Medikamenten möglich. Hier möchte ich aber betonen, dass jeder Fall von Depressionen unterschiedlich ist. Ich war noch in der Lage zu entscheiden und nachzudenken. Ich war noch in der Lage, morgens aus dem Bett aufzustehen und zu duschen, zumindest meistens. Ich spreche hier von meiner eigenen Erfahrung und für mich war es die absolut richtige Entscheidung, keine Medikamente zu nehmen.

Ich traf harte lebenswichtige Entscheidungen – aber es war keine einzige dabei, die ich bereute. Es war notwendig, um mein Leben zu sichern. Es war notwendig, um mich zu erholen, in Ruhe und ohne äußere Einflüsse.

6. Wie hat sich dein Leben verändert? Wie hat sich dein Umfeld verändert?

Mein Leben hat sich total verändert. Äußerlich betrachtet hat sich meine berufliche Situation, mein Alltag und mein Umfeld neu ausgerichtet. Für mich war es ein Neustart in ein anderes Leben. Es war aber vor allem ein Neustart in ein neues Ich. Ich lernte durch die Therapie und Achtsamkeit meine Bedürfnisse kennen. Dankbarkeit und Wertschätzung für das eigene Leben rückten in den Fokus und ich begriff, worauf es ankommt und was ich möchte. Vor allem aber, was ich nicht mehr möchte.

Ich spüre nun Stück für Stück, wie sehr ich vor der Depression meine eigenen Gedanken und Gefühle ignorierte, um nach außen hin zu funktionieren und mich anzupassen. Mir war es wichtig, positiv in Erinnerung zu bleiben und wirklich von jedem gemocht zu werden. Das konnte nicht mein ganzes Leben lang gut gehen und um ganz ehrlich zu sein, bin ich auch sehr froh, dass damit Schluss ist. Ich habe meine feinfühlige, empathische und authentische Art nie verloren, im Gegenteil. Nur jetzt weiß ich so langsam, wie ich mich an erste Stelle setze. Ich respektiere mich selbst und das, was ich fühle. Das spüren natürlich auch die Menschen um mich herum, was auch für sie eine Veränderung mit sich bringt. Es gibt jetzt mehr Personen, die vielleicht nicht mehr meiner Meinung sind und die weniger Kontakt halten möchten. Früher hätte mich das wahnsinnig traurig gemacht. Heute bin ich dankbar dafür, denn ich kann und werde es niemals jedem recht machen können.

Ich erkenne mehr Sinn, ich erkenne meine eigenen Fähigkeiten, mein Potenzial, meine Vision. Mein Umfeld verändert sich Stück für Stück, so wie ich mich selbst verändere und wachse. Es ist ein Prozess der Persönlichkeitsentwicklung, den ich selbst steuere.

7. Was ist dadurch entstanden? Welche Erkenntnisse/Einsichten hast du gehabt? Welche persönliche Bedeutung misst du deinem Schicksalsschlag zu?

Ich bin dankbar und sehe meine Depression als überfälligen Weckruf. Ich lebte das Leben vieler anderer Menschen, aber nicht meins. Die Depression war ein deutlicher Hinweis darauf, mein eigenes Leben zu leben, um gesund, liebevoll und zufrieden zu sein. Um Beziehungen aufzubauen. Genau das ist daraus entstanden. Ich baue mir ein ganz anderes Leben auf, mit Werten, die zu mir passen. Das klingt nun vermutlich alles sehr kraftvoll und schön – das ist es auch. Aber es ist auch ein andauernder Prozess und das war natürlich nicht das, was ich sofort erreichen konnte. Zunächst einmal war es wichtig, die Symptome der Depression zu überwinden. Es war wichtig, zu überleben. Dann begann für mich der nächste Step. Ich stellte mir Fragen: Wieso kam die

Depression? Was möchte sie mir mitteilen? Wann verschwindet sie wieder? Wie sorge ich gut für mich?

Die Depression hat mir gezeigt, dass ich keine Verbindung zu mir selbst hatte. Aus dieser tiefen, manchmal unüberwindbaren psychischen Krankheit ist ein neues Ich entstanden, weil ich zunächst radikal mein altes Leben zerstörte. Es gab eine entscheidende Wendung – eine Wendung, die ich zugelassen habe. Deshalb bin ich so dankbar für all das, was passiert ist. Ich spüre mich und meinen Körper und kenne meine Gedanken und Gefühle. Ich weiß, wie ich mit meinen Gedanken arbeite, und lernte Techniken, sie zu verarbeiten, statt zu verdrängen. Durch diese wertvolle Arbeit habe ich früh erkannt, dass ich zu viel mehr in der Lage bin, als ich jemals dachte.

Nun möchte ich gerne meine größte Einsicht teilen: Ich bin gut so, wie ich bin. Ich habe Bedürfnisse, die nicht viele Menschen erfüllen können. Ich benötige einen besonderen Umgang. Diese Menschen konnte ich endlich in mein Leben lassen und erkennen, wie wohl und sicher ich mich fühlen kann, wenn ich von den für mich richtigen Menschen umgeben bin. Jede:r von uns hat ganz eigene Bedürfnisse und Wünsche. Es gilt, diese kennenzulernen und dazu zu stehen, sie zu verteidigen. Das ist für mich der Weg zum inneren Frieden. Wenn ich mich mit Menschen umgebe, die mir Energie spenden, brauche ich nicht zu kämpfen. Ich muss mich nicht verteidigen. Ich muss keine Rolle spielen. Ich darf genau so sein, wie ich bin.

8. Wo stehst du heute? Wie lebst du damit? Was hast du gelernt? Was hat sich verändert?

Heute befinde ich mich mitten im Prozess der Selbstheilung und Selbstfürsorge. Die Phasen, in denen es mir nicht gut geht, wurden über die Jahre immer weniger und kürzer. Die Phasen, in denen es mir richtig gut geht und ich erstrahle, werden immer länger. Ich weiß, dass die Depression zurückkehren kann, wenn ich mich erneut verlieren sollte und die Verbindung zu mir abbricht, aber nun ist mein Bewusstsein dafür da. Nun bin ich aufgeklärt und weiß genau, was die Anzeichen sind. Ich habe gelernt, meine Bedürfnisse zu achten und mich selbst zu respektieren, bevor ich andere Wünsche erfülle. Ich lerne, meine Bedürfnisse klar zu kommunizieren, damit mein Gegenüber auch jederzeit spürt, wie ich mich fühle und was ich brauche. Das mag etwas banal klingen, aber genau das ist für mich extrem wichtig. Durch die Selbstachtung und die Selbstakzeptanz werde ich anders wahrgenommen. Es entstehen wertschätzende und respektvolle Verbindungen, die ich in der Form vor der Depression nicht erlebte. Ich bin jetzt bei vollem Bewusstsein und mir sicher, wo die Reise hingeht. Ich akzeptiere, dass es auch wieder Tiefen geben wird, in denen es mir nicht gut geht. Aber nun kann ich diese Phasen entschlüsseln – nun weiß ich genau, warum es mir in diesen Situationen schlecht geht. Ohne die Depression hätte ich diese Fähigkeit vermutlich nicht erlernt.

9. Was hat dir geholfen, heute da zu sein, wo du bist? Was hat dir geholfen, mental stark zu bleiben, und was hat dir Kraft gegeben?

Deine TOP 5! Dein Geheimnis mentaler Stärke (Techniken, Strategien, Umfeld, Therapien, Bücher, Menschen, Vorbilder etc.)!

Ich teile sowohl meine Top-5-Tools als auch fünf Autor:innen, deren Bücher und Podcasts mir sehr geholfen haben.

Ich betrachte die Depression und meine psychische Gesundheit ganzheitlich. Es war notwendig, viele Bereiche zu verändern, um mein Fundament neu aufzustellen. Neben einer Psychotherapie, die für mich die Basis darstellt, waren Achtsamkeit, Meditation, Ernährung und Sport die Bereiche, die die Verbindung zwischen Körper, Geist und Seele wieder hergestellt haben. Gerade die Achtsamkeit ist für mich von immenser Bedeutung, weshalb ich nun auch als Achtsamkeitstrainer tätig bin. Dazu zählt für mich auch, das eigene Umfeld zu überprüfen, beruflich und privat. Wer tut mir gut? Wer gibt mir Energie? Wer schadet mir? Durch das Gewahrsein werden die Antennen feiner und damit auch die Fähigkeit, gut für sich zu sorgen.

Gerade während der Depression und auch auf dem Weg zur Heilung hat mir der Podcast von Laura Malina Seiler sehr geholfen, mir meiner eigenen Stärke bewusst zu werden. Die Bücher von Neal Donald Walsh, Don Miguel Ruiz, Dr. Joe Dispenza und Stefanie Stahl begleiteten mich über die letzten Jahre auf meinem Weg in die Selbstwirksamkeit. Ich lernte mich kennen und lernte den Umgang mit mir und damit auch mit meinen Mitmenschen komplett neu. Jede:r dieser Autor:innen kam zur richtigen Zeit in mein Leben, als ich bereit war, das vermittelte Wissen aufzusaugen wie ein Schwamm.

10. Wenn du die Zeit zurückdrehen könntest, würdest du etwas anders machen? Wenn ja, was (Entscheidung, Handlung, etc.)?

Ich würde mich und meine Bedürfnisse mehr respektieren und egoistisch handeln, um mich selbst vor meinem Umfeld zu schützen. Ich würde klare Grenzen ziehen und auf meine mentale Gesundheit achten. Dadurch würde ich auch das Vertrauen zu mir selbst stärken und danach handeln, was ich wirklich möchte. Ich würde ein Leben nach meinen Vorstellungen führen und nicht danach, wie das andere tun oder gerne hätten.

Ich finde jedoch auch, dass ich nichts bereuen sollte, denn jede Erfahrung und jede Handlung hat eine Funktion. Ohne diese schlechten Erfahrungen und diese Krise wäre ich nicht da, wo ich jetzt bin. Ich wäre woanders und wer weiß, ob mich das zufriedenstellen würde. In meinem Leben waren gewisse Erfahrungen für mich vorgesehen, damit ich jetzt in meine Kraft komme, mein Leben in einer Form zu gestalten, an die ich niemals geglaubt hätte.

11. Abschlussfragen: Wie siehst du deine Zukunft? (Kurze Antworten)

a) Was ist deine Vision?

Ich möchte meinen eigenen Weg zur Heilung teilen und die Stimme für diejenigen sein, die sich noch nicht trauen, für sich loszugehen. Mir wurde in den letzten Jahren bewusst, dass ich über besondere Fähigkeiten verfüge, um Menschen zu helfen, die eine ähnliche Erfahrung durchgemacht haben oder gerade durchmachen. Als Achtsamkeitstrainer und Meditationslehrer erstelle ich ein Programm für diejenigen, die sich mit sich selbst verbinden möchten. Meine Vision ist es, meine Krise als Chance zu nutzen, um ein völlig neues, kraftvolles und energiegeladenes Leben zu führen und mein Umfeld mitzureißen.

b) Wie ist dein Lebenssinn?

Lange Zeit hatte ich darauf keine Antwort. Dabei sind wir alle aus einem ganz bestimmten Grund auf der Welt, denn unsere Geburt hat eine geringere Wahrscheinlichkeit als ein Lottogewinn. Mein Sinn liegt darin, meine Wunden zu heilen und anderen zu helfen, ihre Wunden zu erkennen und sich selbst zu heilen. Ich möchte liebevoll mit mir selbst und meiner Umwelt umgehen, denn gerade in diesen Zeiten erkennen wir alle sehr schmerzhaft, was für eine Gesellschaft in den letzten Jahrzehnten entstanden ist. Es gilt, Wertschätzung und Dankbarkeit in die Welt zu tragen – und zwar so lange, bis wirklich jede:r verstanden hat, dass unsere Gedanken einen sehr großen Einfluss auf unsere Gesundheit und unsere Umwelt haben.

c) Dein Lebensmotto?

Nutze jede Krise als Chance, dein Leben zu bereichern. In jeder Krise steckt ein Schatz, ein Stück Gold, das zunächst tief vergraben ist. Die Trauer, die Wut und der Schmerz lassen mich reifen und immer stärker werden, um zu diesem Schatz zu gelangen. Wir mögen manchen Schicksalen machtlos gegenüber sein, aber wir können entscheiden, wie wir diesen Schicksalen gegenübertreten.

d) **Wenn du deinem damaligen Ich am Anfang deiner Krise drei Tipps mitgeben könntest, welche wären es?**

Vertrau deinem Bauchgefühl. Bleib geduldig. Du bist genauso richtig, wie du bist.

e) **Wo und wie können wir mit dir Kontakt aufnehmen?**

Ihr könnt mich über meine Website www.fabioporta.de, Instagram @dankedepression oder E-Mail: kontakt@fabioporta. de erreichen. Schickt mir einfach eine Nachricht oder vereinbart über meine Website ein Kennenlerngespräch.

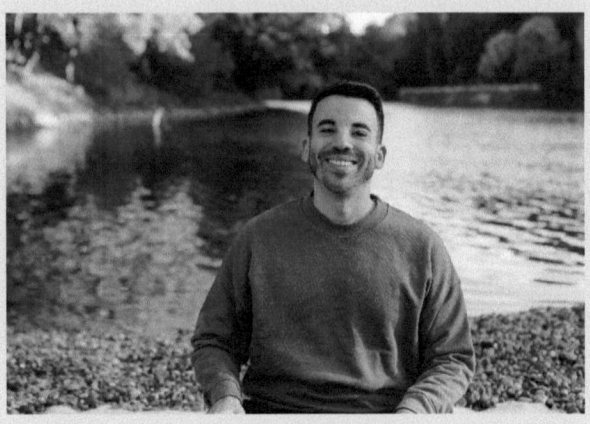

Eine Depression riss Fabio aus seinem damaligen Alltag. Er verlor seinen Job und seine Lebensfreude, doch von Anfang an erstellte er einen Plan. Durch Therapie, Achtsamkeit und Meditation hat er es in wenigen Monaten geschafft, die Symptome zu bekämpfen. Heute ist er Autor und Achtsamkeitstrainer und hilft Menschen nach einer depressiven Episode, einen Rückfall zu vermeiden. Photo by Lisa Hantke

Erkenne Krankheit als Botschaft deiner Seele

Kendra Zwiefka und der Brustkrebs

1. Wie war dein Leben vor dem Schicksalsschlag/vor der Diagnose/vor dieser Krise?

Ich bin im Network Marketing gewesen, 37 Jahre alt, zweifache Mama und glückliche Ehefrau. Ich war gerade dabei, Karriere zu machen. Eigentlich war ich glücklich, aber irgendwie auch nicht, tief in meinem Inneren wusste ich schon lange, dass etwas ganz und gar nicht stimmte, nur dass ich mich nie getraut habe, mein tief behütetes Geheimnis mit jemandem zu teilen ... ich war megasportlich, wie ein Duracell-Hase, morgens bin ich um 5 Uhr aufgestanden, habe Dankbarkeitstagebuch geführt und eine Sporteinheit gemacht, dann ging es direkt zum Schreibtisch und ich fing an zu arbeiten, bis die Kinder aufstanden. Jeder Tag war von morgens bis abends durchgetaktet, abends fiel ich ins Bett, es gab kaum Zeiten nur für mich.

2. Wann hast du erste Anzeichen gemerkt/wahrgenommen?

Im Mai 2018 spürte ich schon eine Verhärtung, habe sie aber abgetan als eine Sportverletzung, da ich damals wirklich sechsmal die Woche jeden Tag Sport gemacht habe, ich war süchtig, daher dachte ich nur, ach, das ist irgendeine Muskelentzündung und du hast zu viel Sport gemacht und alles ist gut. Habe ich mich ein bisschen beruhigt.

Was hast du getan?

Nichts, ich habe es verdrängt, ich war eine große Verdrängungskünstlerin. Ab in die Schublade und zumachen. Punkt. Alles ist gut, ich mache genug Sport und ernähre mich gesund. Da kann gar nichts sein.

3. Wann stand es fest?

Ich stand unter der Dusche und habe mich abgebraust und habe dann so gefühlt, unter der rechten Achselhöhle bemerkte ich, da ist so ein großer Knubbel. Das war der 17. Juni 2018, das weiß ich noch ganz genau, das war an einem Sonntagabend und da hat natürlich kein Frauenarzt mehr aufgehabt und gar nichts. Ich habe sofort meinen Mann geholt und habe gesagt, kannst du bitte fühlen, was ist das? Und bitterlich angefangen zu weinen. Und dann hat er gefühlt und hat gesagt, ja, da ist etwas und wir machen sofort einen Termin beim Arzt. Die Nacht war natürlich eine Katastrophe, ich habe überhaupt gar nicht geschlafen und rief am nächsten Tag sofort meinen Frauenarzt an, der auch meine Geschichte kannte. Also, meine Mutter ist selber, als ich 18 war, an Brustkrebs gestorben, und dementsprechend ist man dann ja schon mal in einem ganz anderen Programm dann auch drin, er sagte, komm sofort vorbei, überhaupt kein Problem. Ja, und dann habe ich da in der Praxis gesessen und wiederholte permanent, nein, ich bin gesund, mir geht es ja gut und ich mache viel Sport, ich bin gesund, gesunde Ernährung mache ich und alles ist top. Beim Ultraschall stellte er direkt etwas fest. Er sagte gleich, ja, da ist etwas, ich kann aber nicht sagen, was es ist, ich würde dich gerne zu einer Mammographie schicken, um dann alles Weitere zu besprechen. Das war erstmal ein großer Schock. Ich ging mit einigen Adressen von Screening Centern nach Hause. Ich konnte mich gerade noch in der Praxis zusammenreißen, doch draußen weinte ich bitterliche Tränen. Zu Hause telefonierte ich direkt mit den Mammographiezentren und damals wusste ich auch gar nicht, dass das wirklich so ein großes Problem ist, überhaupt einen Termin zu bekommen. Ich hatte ein Riesenglück und bekam zwei Tage später sofort einen Termin, die nächsten zwei Tage, die waren natürlich endlos, das war so eine Endlosschleife, ich habe aber weiter mein Leben gelebt und habe das irgendwie durchgezogen. Am 20. Juni hatte ich den Termin bei der Mammographie und es folgte direkt eine Biopsie, heute kann ich sagen, dass es eher eine Seltenheit ist, meistens wird ein Folgetermin gemacht. Die Biopsie war schon sehr schmerzhaft, direkt in die Achselhöhle zu punktieren, dieses Geräusch wie bei einem Tacker werde ich wohl noch lange in Erinnerung behalten. Als ich im Arztzimmer saß und eigentlich musste ich so nötig aufs Klo, lach ...

Die Tür ging auf und das war schon wie so eine Erscheinung, die Ärztin hatte ganz viel Ähnlichkeit mit meiner Mama. Sie hatte kurzes graues Haar und eine weiße Perlenkette um. Ich hatte sofort Vertrauen zu ihr, leider teilte sie mir mit, dass ich Brustkrebs habe. Es ist ein bösartiger Tumor, sehr schnell wachsend, er ist jetzt schon 3 cm groß. Sie empfahl mir ein sehr kleines Brustzentrum, sagte jedoch im Gegenzug, dass wir morgen die ganzen anderen Untersuchungen durchführen, denn wir müssen ja erstmal schauen, ob der Krebs gestreut hat. Ich fühlte mich einfach nur wie in einem schlechten Hollywoodfilm. Es war so unreal alles. Mit dieser Hiobsbotschaft bin ich dann rausgelaufen, ich konnte meine Tränen noch irgendwie unterdrücken bei der Ärztin, und auf Toilette musste ich auch nicht mehr. Ich rief meinen Mann an und bekam kein Wort heraus, alles war wie betäubt. Bis mein Mann kam, musste ich unbedingt in einen Park, egal wo und wie, ich spürte dieses Verlangen so sehr in mir. Im Park angekommen, rief ich meinen Vater an und erzählte ihm mit tränenreicher Stimme die Diagnose.

War es abzusehen oder kam es aus heiterem Himmel?

Es war klar, dass irgendwann so eine Diagnose kommen musste. Ich hatte fast zwanzig Jahre ein tiefes Geheimnis in mir vergraben. ich feiere seit der Brustkrebsdiagnose dreimal Geburtstag. Am 25. Januar 1999 hatte ich einen Unfall, der kein Unfall war, ich hatte einen Suizid versucht und ließ es wie einen Unfall aussehen, ich legte mich auf eine Straße und ließ mich von einem Auto überrollen, weil ich im Traum sah, dass meine Mutter sterben wird, das war im Dezember 1999. Ich wollte dann auch nicht mehr hierbleiben. Das war ein Hilfeschrei, ich wusste nicht mehr, was ich machen sollte, ich fühlte mich unendlich alleine. Mama war schon zu dem Zeitpunkt immer in verschiedenen Unikliniken. Es war bereits die zweite Erkrankung, dieses Mal war der Tumor viel aggressiver und hatte schon gestreut. Damals gab es ja immer nur eine Chemotherapie, das war eine ganz schlimme Zeit, sie so leiden zu sehen zerbrach mir das Herz. Ich musste alles mit ansehen, wie die Haare ausfielen, wie sie sich übergab, wie der Körper von Mama immer mehr ausdörrte. Mama bekam gegen die Schmerzen Morphium.

Zurück zur Geschichte bzw. zum Unfall. Es war der 25.01.1999

Als ich auf der eiskalten Straße lag, sah ich von oben ein Auto kommen und dann war alles schwarz, ich spürte noch, wie ich durch die Luft flog und hart auf dem Boden aufkam. Das Auto stand am Straßenrand und der Fahrer kurbelte noch das Fenster herunter und sah mich dort liegen, ich hörte noch die quietschenden Reifen und er fuhr davon.

Mit so starken Schmerzen, die ich noch nie zuvor gespürt hatte, versuchte ich aufzustehen, aber es ging nicht, mein linkes Bein lag verkehrt herum. Ich versuchte noch, mit meinen Armen wild rumfuchtelnd zu wedeln, diesen Schmerz wollte und konnte ich nicht noch einmal verspüren. Ich sah, dass mein linkes Bein einen offenen Bruch hatte, Knochen lugten hervor.

Dann wurde es wieder schwarz um mich. Ich kann bis heute nicht sagen, wie lange es dauerte, bis jemand kam und anhielt. Mir war so bitterkalt. Gefühlt Stunden später kam der Krankenwagen und es wurde wieder schwarz.

Ich lag im Krankenhaus und sah, dass mein Vater weinte, ich war blutverschmiert und sehr schwer verletzt.

Dann fiel ich wieder in einen tiefen Schlaf. War ich noch am Leben oder schon tot? Da war so ein Tunnel und ich sah mich dort liegen auf dem Boden, es war nur mein Körper. Hier, wo ich gerade war, fühlte ich mich so wohl, es war so viel Licht da, alles war so friedlich. Engel standen um mich herum. Hier wollte ich bleiben, nicht zurück. Ich flehte die Engel an, sie mögen mich mitnehmen und dafür Mama hierlassen, ich würde gehen und schenke Mama mein Leben. Wenn Mama geht, dann möchte ich nicht mehr hierbleiben. Die Engel sprachen liebevoll auf mich ein, es sei noch lange nicht mich, ich hätte eine große Aufgabe hier auf der Welt, sie können mich nicht mitnehmen.

Irgendwann wachte ich auf, ich wurde notoperiert, acht Stunden lang, und alles was sich ein Mensch von der Hüfte abwärts brechen kann, war kaputt. Ich musste komplett wieder neu laufen lernen und hatte unzählige Narben und viele Operationen.

Ich habe mich nie getraut, die Wahrheit auszusprechen, und baute mir nach und nach mein Lügenkarussell auf, zu tief saßen die

Ängste, ich habe mich so geschämt, was ich meiner Familie ange-
tan hatte, dem Autofahrer und allen Beteiligten. Dieses Geheimnis
behielt ich über zwanzig Jahre für mich.

Für mich war die Krebsdiagnose das Beste, was mir passieren
konnte, denn ich habe nach Hause gefunden zu meiner Seele.

4. Wie bist du damit umgegangen?

Dadurch, dass ich im Network-Marketing-Bereich war, hatte ich
schon eine Community aufgebaut. Ich nahm allen Mut zusammen
und ging live und erzählte von der Krebsdiagnose. Ich habe es
nicht gemacht, um irgendwie in der Öffentlichkeit zu stehen oder
im Rampenlicht, sondern weil ich einfach nur Ratschläge wollte. Es
gab keinen, den ich hätte fragen können, Mama war nicht mehr da
und meine Tante starb auch an Brustkrebs. Es war mir ein großes
Bedürfnis, auf das Abtasten hinzuweisen und auf die Vorsorge.
Wenn ich nur eine Frau durch das Live dazu bewegen kann, sich
selber abzutasten oder zum Frauenarzt zu gehen, so habe ich vielleicht ein Leben gerettet.

Was waren deine ersten Gedanken und folglich Taten? Vor welchen Herausforderungen standest du? Wie hast du dich gefühlt?

Nachdem ich die Diagnose öffentlich machte, war es der nächste
Schritt, unseren Kindern die Wahrheit zu sagen. Mir wurde die
Wahrheit damals verschwiegen. Egal wie klein sie noch sind, wollte
ich nicht, dass sie es von anderen erfahren und Angst bekämen,
mein Mann und ich holten unsere Kinder zu uns und versuchten
so schonend wie möglich und vor allem kindgerecht, ihnen die
Situation zu erklären, mit den Worten Mama ist krank, aber wir
schaffen das, ihr kennt mich. Die erste Frage, die mein Sohn mir
stellte, war: „Mama, wirst du auch sterben wie Oma?" „Nein, zum
Sterben habe ich keine Zeit."

5. Welche Entscheidungen hast du aufgrund dessen getroffen (gute und weniger gute)?

Die Chemo zu machen war eine bewusste Entscheidung. Es war MEINE Entscheidung, mein Weg. Es war mir wichtig, die medizinische Seite zu sehen, aber vor allem auch die seelische und spirituelle Seite. Ich hatte einen so unglaublich tollen und für mich besten Onkologen, so einfühlsam, ich habe ihm blind vertraut und ich spürte, dass meine Mutter die Fäden in der Hand hielt und bei mir war und den Weg gemeinsam mit mir ging.

6. Wie hat sich dein Leben verändert? Wie hat sich dein Umfeld verändert?

Es sind viele Menschen gegangen, aber heute kann ich sagen, ich bin sehr glücklich darüber, denn sonst wären auch nicht diese wundervollen Menschen in mein Leben gekommen. Seit der Krebsdiagnose gehe ich den spirituellen Weg, durch die Diagnose hatte ich zum ersten Mal seit langem Zeit *für mich und habe viel gelesen und mich weitergebildet.*

Es kam ein Mensch in mein Leben, heute neben meiner Familie der wichtigste Mensch, ein Engel auf Erden, mein Seelenherz, sie war und ist meine Seelenwegbegleitung, Cornelia. Ohne Conny wäre ich heute nicht mehr hier.

Sie war die Erste, der ich damals die Wahrheit erzählt habe. Cornelia und ich kannten uns von Facebook. Sie war damals meine Kundin und sah mein Livevideo, daraufhin meldetet sie sich ein paar Tage später mit den Worten: Kendra, vielleicht kann ich dir helfen. Bist du offen für Neues?

Ich vertraute Conny sofort und hatte diese tiefe Verbundenheit vom ersten Moment an, als wir miteinander telefonierten.

Sie hat mit mir eine Seelenerdung gemacht. Das bedeutet, dass wenn Anteile so schwer verletzt sind durch einen Suizidversuch, durch einen Todesfall, durch einen Unfall, aber auch durch andere traumatische Erlebnisse, dann gehen Seelenanteile aus der Seele hinaus und die kommen auch nicht mehr zurück. Es sei denn, du holst sie zurück.

Ich bin durch Cornelia und Laura Malina Seiler auf Gespräche mit Gott gestoßen und war in einer wundervollen Gemeinschaft, diese Menschen trugen mich durch die Zeit, neben meiner Familie. In jeder Chemotherapie habe ich Gespräche mit Gott gehört, das tat mir unglaublich gut und war so heilsam. Ich bin mit so viel positiver Energie in jede Therapie gegangen, mit dem tiefen Vertrauen, dass ich gesund bin und dass ich alle Therapien mit Leichtigkeit und kaum Nebenwirkungen schaffe. So war es auch.

Dadurch das ich über meine Krebsdiagnose bloggte, um Menschen Mut zu machen, wurde ich von LebensHeldin! e.V. entdeckt und zu der ersten Healingreise eingeladen, wo es, nicht wie in Selbsthilfegruppen, nicht darum geht, über Themen zu sprechen, was die Krankheit angeht, sondern wie wichtig Dankbarkeit, Glaubenssätze und Achtsamkeit sind. Das tat mir so gut, und seitdem bin ich Social Media Managerin und seit letztem Jahr auch Botschafterin für LebensHeldin! e.V.

Ich sehe mich als Mutmacherin, als Hoffnungsträgerin, Krebs kann auch als zweite Chance dienen.

7. Was ist dadurch entstanden?

Die spirituelle Welt hat sich mir eröffnet, ich habe mich viel weitergebildet, viel gelesen, Podcast gehört und diese tiefe Dankbarkeit jeden Tag in mich fließen lassen, durch Meditation, tägliches Erden, ein Mantra, was ich jeden Morgen spreche, und Achtsamkeit mir und meinem Körperwesen gegenüber. Ich habe erst erkannt, als die Haare fielen.

Welche persönliche Bedeutung misst du deinem Schicksalsschlag zu?

Dadurch, dass ich endlich meine Wahrheit aussprechen konnte, gegenüber meinem Mann und meiner Familie, in dem Moment konnte meine Seele anfangen zu heilen, und nicht nur das, unsere ganze Familie durfte daran teilhaben und die tiefe Trauer die wir alle hatten, konnte transformiert werden. Durch die Wahrheit habe ich den Weg zurück zu mir gefunden, nach Hause zu meiner Seele. Alle verletzten Anteile durften heilen.

Ich konnte endlich mit einer aufrechten Körperhaltung durchs Leben gehen, vorbei war die gekrümmte Haltung, jedes Mal Angst zu haben, entdeckt zu werden und von der Familie verstoßen ... Das schönste Geschenk war die Verzeihung und Vergebung mir gegenüber und allen Beteiligten.

Welche Erkenntnisse/Einsichten hast du gehabt?

Ich habe durch die Krebsdiagnose gelernt, mich selber zu akzeptieren und mein Körperwesen zu lieben. Es tut alles für mich und in dem Moment, als meine Haare ausfielen, stand ich vor dem Spiegel und öffnete zum ersten Mal mit einer Glatze die Augen und ich erblickte eine wunderschöne Frau und schaute tief bis in meine Seele. Seit diesem Moment bin ich so unendlich dankbar für meinen Körper und liebe jede einzelne Narbe an mir.

Heute weiß ich, wenn jeder Mensch sich trauen würde, absolut ehrlich zu sein, zu sich selbst und zu seinen Mitmenschen, dann würden wir nicht krank werden. Unsere Seele möchte sich erfahren hier auf der Erde und nur das Beste für uns. Seit dem Moment, als ich erkannt habe, dass jeder Mensch sich seinen Seelenauftrag selber ausgesucht hat, habe ich aufgehört zu werten und zu beurteilen. Hinter jedem Menschen steckt eine Geschichte und wir wissen gar nicht, welchen schweren Rucksack jeder mit sich rumschleppt.

8. Wo stehst du heute?

Heute bin ich Botschafterin für den Verein LebensHeldin! e.V. und Social Media Managerin, habe seit 1,5 Jahren einen eigenen Podcast „Krebs als zweite Chance", bin Mutmacherin und Speakerin. Ich lebe in tiefer Dankbarkeit und jeder Morgen und jeder Abend beginnt und endet mit der Dankbarkeit. Seit über drei Jahren meditiere ich täglich und nehme mir morgens bewusst Zeit. Ich habe zurück zu mir gefunden und vor allem bin ich gesund und sehr glücklich, ich gönne mir jeden Tag meine Me Time und darf ein Anker sein für viele Menschen, es berührt mich so sehr, die Geschichten von betroffenen Menschen zu hören, die eine persönliche Story zum Thema Krebs haben, und es erfüllt mein Herz voller Liebe.

Wie lebst du damit?

Ich lebe in tiefer Dankbarkeit und jeder Morgen und jeder Abend beginnt und endet mit der Dankbarkeit. Seit über drei Jahren meditiere ich täglich und nehme mir morgens bewusst Zeit. Ich habe zurück zu mir gefunden und vor allem bin ich gesund und sehr glücklich, ich gönne mir jeden Tag meine Me Time und darf ein Anker sein, für viele Menschen, es berührt mich so sehr, die Geschichten von betroffenen Menschen zu hören, die eine persönliche Story zum Thema Krebs haben, und es erfüllt mein Herz voller Liebe.

Was hast du gelernt? Was hat sich verändert?

Ich habe gelernt, mir zu vergeben und anderen Menschen. Der innere Frieden ist so mächtig. Wenn du mit dir im Reinen bist, ist das ein so unglaublich schönes Gefühl. Die Ehrlichkeit zu mir und zu anderen, den Blick auf das Positive wenden und nicht auf das Negative. Denn ich habe diesen Satz mitgenommen, den ich vom Health Seminar gelernt habe, ein Arzt kann dir zwar eine Diagnose stellen, aber er kann dir niemals eine Prognose stellen.

Heute kann ich mein Ego sehr gut hinten anstellen, es ist mir nicht mehr wichtig, was andere Menschen über mich denken.

9. Was hat dir geholfen, heute da zu sein, wo du bist?

Dieses tiefe Vertrauen zu mir, dass alles gut ist und dass ich gesund bin und auch bleibe, diese tiefe Dankbarkeit und Demut. Vor allem das tägliche Mantra, viel in der Natur zu sein und Zeit mit der Familie zu haben, die ehrlichen Gespräche, die ich führen darf mit so inspirierenden Menschen.

Was hat dir geholfen, mental stark zu bleiben, und was hat dir Kraft gegeben? Deine TOP 5! Dein Geheimnis mentaler Stärke (Techniken, Strategien, Umfeld, Therapien, Bücher, Menschen, Vorbilder etc.)!

Top 5!

Techniken: bewusstes Atmen, kalt duschen, meditieren

Strategien:

Umfeld: Ich suche mir die Menschen bewusst aus, mit denen ich mich verbinden möchte.

Therapien:

Bücher: Gespräche mit Gott, DU bist die Heldin Deines Lebens!

Podcast: Laura Malina Seiler, Maxim Malkovich

Menschen: Cornelia, Laura Malina Seiler, Neal Donald Wals, Eckhardt Tolle, Deepak Chopra, Anke Everts

Vorbilder: Ich habe keine Vorbilder, mich inspirieren Menschen, aber Vorbilder, die brauche ich nicht.

10. Wenn du die Zeit zurückdrehen könntest, würdest du etwas anders machen? Wenn ja, was (Entscheidung, Handlung, etc.)?

Ja, ich hätte damals bei dem Suizidversuch direkt die Wahrheit ausgesprochen.

Ich würde mich noch mehr abgrenzen, auf mein Gefühl hören und nicht auf andere Meinungen, ich würde mir meine eigene Meinung bilden.

11. Abschlussfragen: Wie siehst du deine Zukunft? (Kurze Antworten)

a) Was ist deine Vision?

Meine Vision ist es, durch meinen Podcast Tausende von Menschen zu erreichen, gemeinsam mit ihnen Geschichten zu erzählen, eine Plattform zu bieten, wo über das Thema Krebs als eine zweite Chance berichtet wird. Die Medien endlich aufwecken, nicht mehr die Horrorgeschichten erzählen und wie schrecklich alles ist, sondern dass über die positiven Dinge berichtet wird, welche Chance hinter einer Diagnose stecken kann. Was für ein Geschenk so eine Diagnose sein kann. Ich möchte meine Geschichte in die ganze Welt hinaustragen, um Menschen Mut zu machen, ein Licht zu sein. Ich werde mein eigenes Buch schreiben, ein Tagebuch über meine Krebsdiagnose und den spirituellen Weg.

b) Wie ist dein Lebenssinn?

Genieße dein Leben, guck nach draußen und achte auf dich und deine Gesundheit, vor allem, ich glaube,

das Leben hat mich auf jeden Fall eins gelehrt, die Wahrheit auszusprechen, denn wenn ich die Wahrheit schon früher ausgesprochen hätte, wer weiß, vielleicht wäre ich jetzt nicht hier und hätte mir nicht diesen schweren Rucksack aufsetzen müssen und geduckt durchs Leben gehen. Sei achtsam mit deiner Zeit, vergeude sie nicht. Es ist das Wertvollste, was wir haben.

c) Dein Lebensmotto?

Gib jedem Tag die Chance, der beste in deinem Leben zu sein. Du weißt nicht, wie es weitergeht, wann es zu Ende ist.

Lebe genau im Hier und im Jetzt, kram nicht in der Vergangenheit, lass sie ruhen. Du kannst sie eh nicht ändern und schaue, wie wundervoll die Welt da draußen ist, und sei einfach, wie du bist, sei liebevoll zu dir selbst und deinen Mitmenschen, du weißt nie was hinter ihrer Geschichte steht, hör auf, sie zu bewerten und auch zu verurteilen, sondern nimm sie einfach so an, wie sie sind. Liebe bedingungslos.

d) Wenn du deinem damaligen Ich am Anfang deiner Krise drei Tipps mitgeben könntest, welche wären es?

1. Du hast die Verantwortung, wie dein Leben auszusehen hat und du kannst jeden Tag etwas ändern, fang in kleinen Schritten an.
2. Durch tiefe Dankbarkeit, es ist keine Selbstverständlichkeit, hier auf der Erde zu sein, meditiere, nimm dir Zeit für dich, erschaffe dir eine Morgenroutine, bevor dein Tag startet.

3. Nimm deine Krankheit an, hör auf zu kämpfen, es ist kein Kampf, du kannst nicht siegen, sonst würdest du gegen dich selbst kämpfen.

Aktiviere deine Selbstheilungskräfte. Jeder Mensch besitzt sie. Ich weiß gar nicht, warum es solche Ängste gibt, wenn das Wort Chemotherapie fällt. Warum ist dieses Wort so angsteinflößend?

Wenn du schon mit diesem Mindset in eine Chemotherapie gehst, dann kann es ja nur schiefgehen.

Fokussiere dich auf das Positive und nicht auf das Negative. Hab keine Angst, es gibt keinen Menschen, der nicht die Chemos überstanden hat.

Die Krankheit, die du hast, möchte dir etwas sagen, sie will dir nichts Böses. Wir sind Meister im Verdrängen, anstatt hinzuschauen. Hab den Mut, in dich hineinzuspüren.

e) **Wo und wie können wir mit dir Kontakt aufnehmen?**

Facebook Kendra Zwiefka

Instagram: Kendra Zwiefka

www.lebensheldin.de

https://www.instagram.com/kendrazwiefka

https://podcasts.apple.com/de/podcast/krebs-als-zweite-chance-der-mutmacher-podcast/id1567921850

Speaker und Podcasterin

Botschafterin für LebensHeldin!

Kendra Zwiefka - Krebs als zweite Chance

Kendra Zwiefka

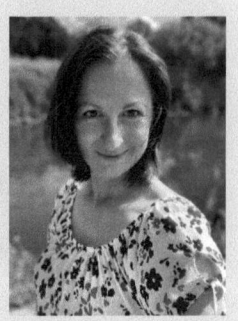

Ich bin im Alter von 37 Jahren als zweifache Mutter an Brustkrebs erkrankt. Ich erzähle dir von dem Moment, der alles veränderte, und wie ich durch die Krankheit meine eigene Spiritualität entdeckte. Ich erzähle dir, warum ich heute sagen kann, die Diagnose Brustkrebs war mein größtes Geschenk.

Das Leben meistern mit Hochsensibilität

ADHS- und Autismus von Kristina Meyer-Estorf

1. Wie war dein Leben vor dem Schicksalsschlag/vor der Diagnose/vor dieser Krise?

Mein **erster Schicksalsschlag** ereignete sich durch meine dramatische Geburt vor 45 Jahren. Ich erblickte als Wunschkind eines Ärztepaares, über den Stichtag hinaus, zu spät und mit massivem Sauerstoffmangel, mithilfe einer Geburtszange, die unter dem linken Auge ansetzte, das Licht der Welt. Die Geburtsnarbe ist bis heute zu sehen.

Die ersten drei Wochen meines Lebens verbrachte ich ohne jeglichen Körperkontakt im Brutkasten in der Kinderklinik, die sich gegenüber vom Krankenhaus befand, wo meine geschwächte Mutter lag.

2. Wann hast du erste Anzeichen gemerkt/wahrgenommen? Was hast du getan?

Ich entwickelte mich relativ normal bis auf einige kleine Eigenheiten. Ich merkte schon im frühen Kindesalter das Anderssein gegenüber Gleichaltrigen und hatte dafür keine Erklärung. Im Säuglings- und Kleinkindalter fielen **meine Gleichgewichtsprobleme und die Schwierigkeiten mit der Körperkoordination** auf. Statt vorm Laufen zu krabbeln, rollte ich mich über den Boden, hatte kein Gefühl für Gefahren, stolperte oft über meine eigenen kleinen Beinchen, was sich bis heute nur wenig verändert hat.

Ich bekam im Alter von acht Jahren in einem speziellen Zentrum für Kindesentwicklung, welches u.a. auf Kinder mit Entwicklungsverzögerungen/Störungen spezialisiert war, Kinderturnen, um das Gleichgewicht und meine Wahrnehmung sowie das Gehen ohne Zehenspitzengang zu trainieren. Aus irgendwelchen Gründen weigerte ich mich, mit dem ganzen Fuß aufzutreten. Heute laufe ich ungerne barfuß auf Gras oder Sand.

Das **Zehenspitzengehen** in Kombination mit **der dauerhaften Tollpatschigkeit,** ausgelöst durch Stolpern oder Umknicken, u.a. beim Schulsport, ständige Verletzungen, wie eingeklemmte oder gebrochene Finger, ausgeschlagene Zähne, z.B. beim Nichteinhalten des Sicherheitsabstandes im Hockeyspiel, oder wiederkehrende Fahrradunfälle, zum Glück ohne schlimmere Folgen.

Auf einer gemeinsamen Fahrradtour mit Freunden an der Ostsee hatte ich z.B. Kopfhörer meines Walkmans auf den Ohren, weil ich es genoss, beim Fahrradfahren Musik zu hören, und folgte aus lauter Abgelenktheit dem Weg nicht. Es kam eine scharfe Rechtskurve, mein Vordermann bog ab und ich landete kopfüber im Busch einer Verkehrsinsel. Außer Schrammen und Gelächter des Umfeldes war nichts Schlimmeres passiert.

Ich kann ganze Seiten mit meinen tollpatschigen Erlebnissen füllen, über die ich erst später lachen konnte. Zur damaligen Zeit war ich belastet und stellte mir immer diese Frage, **warum mir immer so ein Mist passiert.** Ich wollte nie im Mittelpunkt stehen und hatte den Wunsch, nur unauffällig dazugehören.

Ein bleibendes Erlebnis zum Thema **Einschätzen von Entfernungen** war z.B. im Skiurlaub mit 16 Jahren, wo ich als Skianfängerin von einem Schleppliftbügel während der Fahrt mit meiner skierfahrenen Freundin neben mir vorzeitig absprang und der schwingende Bügel sich um den nächsten Pfeiler wand und abriss. Wir beide segelten den Hang wieder hinunter, landeten mit unseren Skiern im Tiefschnee und sahen wie begossene Schneepudel aus, zum Gelächter der Jungs, die wir kennenlernen wollten.

Am peinlichsten war dann die Durchsage: „Junge Frau, bitte entfernen Sie den abgerissenen Schleppbügel von der Fahrbahn, damit der Verkehr weitergehen kann." Es dauerte ewig, bis ich mich aus dem Tiefschnee mit Händen und Füßen, puterrot im Gesicht vor Scham, zum Ort des Geschehens bewegen konnte, um den Bügel von der Fahrbahn zu entfernen.

Das sind im Nachhinein lustige Anekdoten und das kann ja anderen ebenfalls passieren. Das sehe ich so, nur war bei mir die Häufigkeit der Unfälle auffällig. Die Unfälle passierten immer dann, wenn ich mich anstrengte, alles richtiger zu machen. Meinen echten Leidensdruck dahinter bemerkte kaum einer, weil ich angepasst war und kontextblind mitlachte. Meine Freunde schenkten mir on-Top eine Kette mit einem Reiskorn, auf dem das Wort *„Tollvrottel"* eingraviert war.

Ich entwickelte mich bis zum knapp bestandenen Abitur eher unauffällig. Ich hatte oft **Probleme, Zeiträume einzuschätzen,** und **kam dauerhaft zu spät,** sogar zu meinem eigenen 18. Geburtstag, der in einem angemieteten Partyraum stattfand. Ich hatte immer das Gefühl, ich müsste vorher vieles erledigen, bevor ich mich auf den Weg zum Termin aufmachte. Selbst zu einer meiner Abiprüfungen kam ich zu spät, weil ich die Nacht davor durchgelernt hatte und **das Ziel vor Augen hatte, ohne die Route zu berechnen.**

Ich liebte es, ab dem Grundschulalter Bücher zu lesen, oft bis spät in die Nacht, mit einer Taschenlampe unter der Decke. Hatte ich ein Buch begonnen, konnte ich nicht mehr aufhören.

Ich war **kommunikativ und hilfsbereit**, wenn Nachbarn beispielsweise verletzt am Wochenende bei meinen Eltern klingelten und medizinische Hilfe benötigten.

Ich half meinem Vater gern beim Behandeln der Wunden oder redete beruhigend mit den Verletzten. Trotz der ganzen Schicksale der Menschen konnte ich mich mit hochempathischem Feingefühl gut abgrenzen und gab sogar etwas von meiner positiven Energie unbewusst weiter.

„Mein Mundwerk wird extra begraben und ich habe Sprechdurchfall (Logorrhöe)", hieß es damals, weil ich plapperte wie ein Wasserfall und selber vieles wissen wollte.

Wie es mir öfters innerlich ging mit dem **Gefühl, anders zu sein**, konnte ich aus irgendwelchen Gründen nicht kommunizieren, besonders wenn ich mich von anderen wieder mal missverstanden, gehänselt oder gemobbt fühlte. Ich wollte mein engeres Umfeld und auch meinen beständigen Freundeskreis mit mehr Jungs als Mädchen nicht belasten. Ich behielt Kummer und auch körperliche Schmerzen für mich, bis es nicht mehr auszuhalten war. In meinem Elternhaus galt *stell dich nicht an* und *ein Indianerherz kennt keinen Schmerz* sowie *hilf dir selbst und verlasse dich nicht auf andere.*

DAS nahm ich dann wortwörtlich! Ich verschleppte mehrfach Lungenentzündungen (die letzte Lungenentzündung kostete mich inklusive einer Nahtoderfahrung vor vierzehn Jahren fast das Leben) und schleppte mich mit dem Kopf unterm Arm zur Schule oder später zur Uni oder zu meinen verschiedenen Jobs mit behinderten Menschen. Zum Glück hatte ich einen Arzt, überwiegend meinen Vater, oft an meiner Seite.

Meine Mutter hingegen beschwerte sich eher, wie **chaotisch und unaufgeräumt** mein Kinderzimmer und später meine erste Einzimmerwohnung aussah, wo sich verschiedene angefangene Schul-/ Uni- und Freizeitprojekte stapelten, und öfters kein Durchgehen, höchstens auf schmalen Trampelpfaden, möglich war. Sie wollte mir scherzhaft eine Giraffe schenken, die durch das Chaos stapfen konnte.

Dennoch gab es **Ärger aus Unverständnis**, dass ich zwar aufräumen wollte, aber oft anderes zu erledigen war. Ich war nicht faul, hatte große Schwierigkeiten, Prioritäten für Pflichten zu setzen, und konnte unter weniger Zeitdruck aufräumen, wenn der Kopf dafür frei war. Ich liebte das Aufräumen, bei anderen.

Das Aufräumen und symmetrische Anordnen von Möbeln und Gegenständen in meinem Wohnraum beruhigte meinen oft reizüberfluteten Kopf und strukturierte das **wollknäuelartige Gedankenwirrwarr**, wenn um mich herum alles wuselig war und ich Ordnung und Struktur zur Orientierung brauchte. Es kam vor, dass ich von mir selbst und meinem Gedankenkonstrukt aus sich schnell drehenden Zahnrädern für verschiedene Themen so überladen war, dass ich mir sogar die Ohren zuhielt und in die Ruhe floh, wie in den Wald oder zu meinen Haustieren (Kaninchen).

Nach dem Auszug bei meinen Eltern (im Alter von 22 Jahren) hatte ich mein Chaos mit Beginn des Lehramtsstudiums und den zahlreichen Nebenjobs nicht mehr im Griff und entwickelte zunehmend massiven Leidensdruck. Was war nur mit mir los? Ich wollte ja, dennoch klappte das Umsetzen vor lauter Erschöpfung und Abgelenktheit nicht.

3. Wann stand es fest? War es abzusehen oder kam es aus heiterem Himmel?

Meine Mutter vermutete eine Ursache für meine dauerhaft angezogene Handbremse beim mangelnden Umsetzen von Pflichten. Meine Mutter nahm mich mit Hintergedanken im Jahr 1999 zu einem Fortbildungswochenende für Ärzte mit dem Thema Umgang mit der Aufmerksamkeitsdefizit-/Hyperaktivitätsstörung (ADHS) und Autismus im Kindes-, Jugend- und Erwachsenenalter mit.

An dem Wochenende fiel es mir wie Schuppen von den Augen, was mit mir los war – ich hatte garantiert dieses ADHS, was ich von Kindern kannte. Dieser **AHA-Effekt** war für mich wie Fluch und Segen in einem. Warum wurde das nicht schon vorher bei mir diagnostiziert? Autismus hatte ich sicher nicht. Ich konnte mich gut in Menschen hineinversetzen, deren Bedürfnisse erkennen und geistig behindert war ich ja nicht!!!

4. Vor welchen Herausforderungen standest du? Wie hast du dich gefühlt?

Mit der Erkenntnis, dass ich evtl. zum Hochsensibilitäts- und ADHS-Spektrum dazugehöre, brach in mir eine Welt zusammen. Ich hatte beim näheren Auseinandersetzen mit mir selber eine Erklärung dafür, warum mir vieles schwerer fiel als anderen im Kindes-, Jugend- und jungen Erwachsenenalter. Ich wusste den Grund für die ganzen Unfälle und Tollpatschigkeiten, mein Chaos innen und außen und diese Begeisterungsfähigkeit für alles, was neu und aufregend ist.

Ich war zudem **stinkesauer auf meine Ärzteeltern**, dass ich erst im Erwachsenenalter mit dieser Störung konfrontiert wurde. Ich traute mich zeitnah im Jahr 1999 zu einem ADHS-Spezialisten, der mir ADHS als Diagnose aberkannte. Einiges träfe zu, aber ich hätte ja Abitur und würde studieren. Mein Chaos zu Hause und in meinem Kopf kannte er ja nicht. Außerdem wirkte er selber chaotisch und unstrukturiert auf mich.

Der Neurologe verordnete mir ein ADHS-Medikament und Bücher, die ich zum Thema ADHS lesen sollte. Das wiederum setzte mich massiv unter Druck. Vom Medikament bekam ich Kopfweh und fühlte mich erschöpft, konnte gar nicht studieren. Durch eine Art Klarblick erkannte ich, in welcher schwierigen Lage ich ohne Hilfe war, und das machte mich traurig und auch deprimiert.

Ich fühlte mich massiv alleingelassen und suchte dann doch voller Widerwillen eine **Erwachsenen-Selbsthilfegruppe** auf, die mich das erste Mal ernst nahm und mir einige Impulse ans Herz legte. Unter anderem gab die Gruppe mir den Impuls, einen anderen ADHS-Arzt aufzusuchen, der selbst ADHS hätte und bei dem die meisten der Gruppenteilnehmer Patienten seien. Hilfreich wäre zusätzlich eine Art von Therapie während der ganzen Auseinandersetzung mit dem neuen Wissen, was mit mir los sei. Ich hatte das Gefühl, obwohl ich vieles kannte, was die Teilnehmer erzählten, dass ich doch anders und weniger psychisch belastet war. Einige Teilnehmer waren sogar schon frühberentet oder hatten heftige Drogenvergangenheiten, weil die Substanzen sie u.a. beruhigten.

Wenn ich nicht die extreme Ausprägung der ADHS hätte, es gäbe ja ADHS als Träumertyp (hypoaktiv), diese Menschen fallen oft spät auf. Es könnte sein, dass ich bei dem Pensum, was ich täglich leiste, irgendwann zusammenbreche. Ich war trotz des positiven Gefühls, von den Teilnehmern der Selbsthilfegruppe wohlwollend angenommen und verstanden zu werden, mit meinem anderen Sein völlig überfordert von der Flut an Informationen und rutschte **immer tiefer in eine Krise**!

WAS war nur mit mir los? Haben die Teilnehmer der sympathischen Selbsthilfegruppe mir einen Spiegel vorgehalten?

Ich wollte gerne wiederkommen, wünschte mir andererseits ein Mauseloch für 1,80 m große, zerstreute „Verwirrterlis" wie mich!

5. Welche Entscheidungen hast du aufgrund dessen getroffen (gute und weniger gute)?

Ich nahm Kontakt auf zu dem von der Selbsthilfegruppe empfohlenen Psychiater und dieser bestätigte zwar eine ADHS, nicht in der Ausprägung, wie die Störung überall bekannt ist. Ich sei nicht motorisch hyperaktiv und vergesslich-zerstreut, wie ein Zappelphilipp, sondern eher langsamer und vor mich hinträumend mit einem guten Gedächtnis – das sei die **hypoaktive Form der ADHS**, die selten auffällt.

Er erkannte bei mir eine Art **Hyperaktivität der Interessensvielfalt** und betonte meine **Autismus-Spektrum-Störung**.

Das machte mich wütend! **Ich war doch keine Autistin!** Im ambulanten und stationären Bereich der Behindertenhilfe arbeitete ich mit autistischen Menschen, die definitiv anders waren als ich!!! Ich fing an, mit dem Arzt zu diskutieren, und er blieb wohlwollend. Dennoch wirkte der freundliche Psychiater besorgt.

Der Psychiater erwähnte, dass bei meinen Herzwerten und meinem Lebenswandel zwar ohne Drogen (nur beruflich als ehrenamtliche Streetworkerin) mit den Jobs und dem Studium meine Gesundheit massiv leiden würde und ich keine 25 Jahre alt werden würde, wenn ich da nicht kürzerträte. Der **Psychiater** bot mir an, eine medikamentöse Behandlung mit einem Medikament für ADHS niedrigdosiert unter seiner Beobachtung zu beginnen. Er wollte mich einmal pro Woche kurz sehen, um die Dosierung des Medikaments anzupassen, und riet mir zu einer begleitenden Verhaltenstherapie bei einem auf ADHS spezialisierten Psychotherapeuten.

Das musste bei mir als Medikamentengegnerin sacken.

Den **Autismus** erklärte mir der Psychiater aufgrund der **hohen Reizempfindsamkeit** und **schnellen Überladung** und **Übertragung** von Gefühlen **meiner Mitmenschen** in sozialen Interaktionen mit fremden Menschen, wie an der Universität. Mein **Perfektionismus** (Reizüberladung von innen) wäre typisch für Autismus, weil ich angefangene Projekte perfekt zu Ende bringen will. Ich wollte das nicht hören!

Ich schrieb in der Uni fast alles in einer furchtbaren Sauklaue mit, obwohl ich schon immer Schönschrift beherrschte. Das verkrampfte Schreiben hatte, laut meines Psychiaters, mit meiner Anspannung in großen Hörsälen zu tun, wo alle Reize mich ablenkten und ich mich schwer auf die Inhalte konzentrieren konnte, z.B. in Vorlesungen, die mich nicht interessierten, wie mathematischer Anfangsunterricht, wobei 70 % der Studierenden die Klausur nicht bestanden.

6. Wie hat sich dein Leben verändert? Wie hat sich dein Umfeld verändert?

Ich ließ mich auf die medikamentöse Therapie ein. Das Thema Autismus ließen wir erstmal ruhen, war besser so!

Mein Psychiater ging mit mir alle ein bis zwei Wochen meine Kladdetexte durch für den mathematischen Anfangsunterricht. Ich schrieb leserlicher und strukturierter in allen Seminaren und Vorlesungen mit.

Ich konnte mich besser in großen Hörsälen oder in der vollen Mensa orientieren, ohne überall gegen Tische und Stühle oder Menschen zu laufen. Das könnte Einbildung sein. Ich hatte ab und an traurige Momente, wo ich mich fragte, warum ich nie auf ADHS getestet wurde, und dass ich dann weniger Kummer und Ausgrenzung erlebt hätte.

Mein Psychiater erklärte mir, dass die Medikation und die begleitende Auseinandersetzung mit dem Störungsbild (Verhaltenstherapie, Selbsthilfegruppe, Lesen von Fachbüchern) wie eine Art Brille gesehen werden kann. Die erst verschwommene Sicht durch die Reizüberflutung verändert sich zunehmend durch schärferen Durchblick und es stellt sich eine klarere Sicht ein. Die Erkenntnis daraus, dass Dinge auf einmal funktionieren, die lange Zeit undenkbar waren, kann dann zu einer Art Minidepression führen. Ich bekam eine langsame Erhöhung des Medikaments, weil das schnelle Hochdosieren zum Zusammenbruch führen kann. Unschöne Momente aus der Vergangenheit können ungefiltert hochkommen und sich anfühlen wie jetzt erlebt, obwohl sie längst vergangen waren.

Ich bemerkte die Wirkung des Medikaments selber nicht, außer dass ich schneller ins Tun kam bei langweiligen Tätigkeiten, z.B. den Haushalt zu verrichten, **aufzuräumen** und **pünktlicher** zu Terminen zu kommen. Ich ging regelmäßig zur Verhaltenstherapie und in meine liebgewonnene Selbsthilfegruppe, um Strategien für meinen Alltag zu lernen und Feedbacks von außen zu erhalten. Ich würde mich positiv verändern, hieß es. Zu meinen Eltern reduzierte ich den Kontakt, weil ich wütend war, dass keiner meine ADHS bemerkt hatte. Ich befasste mich zunehmend mit der **Neurobiologie bei ADHS**, las Konzepte und Methoden einer Spezialistin, die als Diplom-Heilpädagogin und Psychotherapeutin arbeitete und ihren Umgang mit ADHS so publizierte, wie ich es machen würde. Das war Anfang des Jahres 2000. ADHS im Erwachsenenalter wurde ab 1999 erforscht.

Ich gestaltete viele soziale Kontakte anders, hatte mit ADHSlern und Autisten mehr Gemeinsamkeiten und trennte mich von Menschen, die mich verbiegen wollten.

Motiviert durch das Kennenlernen meines neuen Ichs setzte ich meine Bedürfnisse und Interessen in die Tat um und wechselte, mit Hilfe der Koordinatorin für chronische Erkrankungen, innerhalb der Uni Hamburg vom Lehramt Grund- und Mittelstufe auf das Lehramt Sonderschule mit den Schwerpunkten Verhaltensgestörtenpädagogik und Lernbehindertenpädagogik, dem Hauptfach Deutsch und den Nebenfächern Theaterpädagogik und bildender Kunst. Einen Hauptteil dieses Studiums bildeten die Fächer Psychologie, Diagnostik und systemische Beratung. **Das waren alles meine Spezialgebiete!**

Ich war endlich dort angekommen, wo es mir gut ging. Meine Dozenten und Professoren sowie einige Kommilitonen wussten von meiner ADHS und das war o.k. für sie und für mich. Ich blühte auf!

Die letzten zwei Jahre bis zum Examen engagierte ich mich als Streetworkerin in einem Uniprojekt (Lern- und Lehrforschung) und bot niedrigschwellige Unterstützung für Jugendliche in komplizierten Lebenssituationen an, die ihren Lebensmittelpunkt am Hamburger Hauptbahnhof hatten. Ich entdeckte zusätzlich meine Leidenschaft als **ADHS-Forscherin** und **systemische Beraterin.**

Ich arbeitete parallel ehrenamtlich in einer Förderschulklasse mit. Die Klassenlehrerin sah bei sich ADHS und ich durfte zum Schuldienst Eltern und Lehrer, als nicht geoutete ADHSlerin, zum Umgang mit ADHS in der Schule und der Familie beraten. Mir wurde sogar zurückgemeldet, dass ich wegen der gleichen Störung, die für mich **keine psychische Störung** oder Krankheit war, gut mit ADHS-Kindern und Jugendlichen und auch Erwachsenen (z.B. betroffenen Elternteilen) arbeiten könnte und eine Fähigkeit hätte, mich in gefährlichen und schwierigen Situationen (Gewalt- und Suizidprävention) von der Zielgruppe erstaunlicherweise gut abgrenzen zu können und entspannt, lösungsorientiert und fokussiert zu handeln. Ich wusste nicht, wo das bei mir herkam.

Ich lernte durch die Selbsthilfe und die Uni sowie Fortbildungen in der Behindertenhilfe andere ADHSler kennen, die mir komischerweise wenig ähnlich waren, und wollte diesem letzten Fragezeichen irgendwann auf den Grund gehen. Wichtig war erstmal, mein Traumstudium abzuschließen und dann in die Förderschule zu gehen. Ich freute mich, bald offiziell in meinem Traumberuf zu arbeiten.

Eine kleine Hürde war zu bewältigen, die mir nicht leichtfiel. Wegen der Reizüberflutung und der vielen Prüfungsthemen, die ich gleichzeitig lernen musste (z.B. 25 Reclam-Hefte in Germanistik), riet mir die Uni Hamburg im Jahr 2006, einen **Nachteilsausgleich nur** für die Zeit des ersten Staatsexamens als Sonderfall zu beantragen. Das tat ich mit der Unterstützung meines Psychiaters, der leider kurz nach der Bewilligung des Nachteilsausgleichs verstarb und ein großer Verlust für Hamburg ist. Ich trauere ihm heute hinterher! Hatte so viele Fragen!

Ich bekam etwas längere Zeit für die Erstellung meiner Examensarbeit über berufliche Rehabilitation bei psychischer Beeinträchtigung im Rahmen der ambulanten Eingliederungshilfe auf dem zweiten Arbeitsmarkt. Meine fünfstündigen schriftlichen Prüfungen mit Themen, die mir Freude bereiteten, durfte ich in einem separaten Raum auf einem Laptop niederschreiben. Ich bestand fast alle Prüfungen und freute mich auf die letzten zwei mündlichen Prüfungen über systemische Elternberatung und Germanistik.

Gut vorbereitet startete ich in die vorletzte mündliche Prüfung des 1. Staatsexamens.

Meine Professorin für Verhaltensgestörtenpädagogik verkündete, dass meine Examensarbeit sehr gut gewesen wäre. Das interessierte mich gar nicht mehr, sie war ja abgeschlossen, denn sonst würde ich ja nicht in der mündlichen Prüfung sitzen, wenn ich keine ausreichend gute Examensarbeit geschrieben hätte. Der

Prüfer war Lehrer an einer Gesamtschule und fragte mich über systemische Beratung in Elterngesprächen aus – das konnte ich und ich gab ihm die Antworten, wie ich es ja schon in der Praxis kannte.

UND **DANN** kam das Ergebnis! Und mein zweiter Schicksalsschlag!

Eine glatte Sechs, das war, als wäre ich gar nicht zur Prüfung erschienen! Völlig perplex hörte ich mir die Begründung an: *Mit einer ADHS-Erkrankung wäre ich psychisch und physisch nicht geeignet für die Förderschule und würde nicht verbeamtet werden!!!!!!!!!!!!*

Was ich zu dem Zeitpunkt nicht wusste, war, dass ich ausschließlich persönlich bewertet wurde und nicht inhaltlich für meine Leistungen! Völlig starr und kaum in der Lage, ein Wort herauszubringen, versuchte ich unauffällig aus der Situation rauszugehen, passte mich an, sagte freundlich Tschüss, fuhr nach Hause und brach dort so heftig zusammen, dass keiner an mich rankam. Mein Psychiater war ja nicht mehr da! Ich beauftragte zwar einen Anwalt – erfolglos!

7. Was ist dadurch entstanden? Welche Erkenntnisse/Einsichten hast du gehabt? Welche persönliche Bedeutung misst du deinem Schicksalsschlag zu?

Durch den damals ungerechtfertigten Ausschluss aus dem Lehramt für Förderschulen war mein Traumberufsfeld für mich versperrt und mein Selbstbewusstsein angekratzt. Ich zog mich immer mehr vom Schulwesen zurück und auch meine Begeisterung nahm massiv ab, mit Kindern und Jugendlichen als Team deren Wege zu begleiten.

Ich ärgerte mich massiv über meine Gutgläubigkeit und Beeinflussbarkeit, was den Nachteilsausgleich betrifft. Persönlich ist meine Erkenntnis, dass ich es jetzt besser mache und vorausschauend anderen helfe auszuloten, wie die Vor- und Nachteile eines Nachteilsausgleichs sind.

8. Wo stehst du heute? Wie lebst du damit? Was hast du gelernt? Was hat sich verändert?

Ich mischte meine Karten neu! Zwar hatte ich nach der furchtbaren Examensprüfung eine Coachingausbildung absolviert, um die Wartezeit für die letzte Prüfung zu überbrücken. Dann war klar, dass die Förderschulen in Hamburg bald geschlossen werden und ich mich umorientieren musste. Ohne Abschluss kämpfte ich zusätzlich mit den Folgen einer knapp überstandenen, lebensbedrohlichen Lungenentzündung, die mich fast unter die Erde gebracht hatte.

Es blieb das Arbeitsamt, das mich eher in der Funktion einer Küchenhilfe in einer sozialen Einrichtung sah. Mein Umfeld war zu diesem Zeitpunkt eher besorgt und ratlos! Ich sollte doch irgendeinen Abschluss machen oder mich teilberenten lassen, nach der Erkrankung

Zum Glück bekam ich vom Arbeitsamt wegen meiner überstandenen schweren Krankheit ein Jobcoaching für Arbeitssuchende mit Vermittlungshemmnissen. Mein Jobcoach half mir, den Weg in die Selbständigkeit zu wagen, und zwar als Jobcoach. Ich absolvierte 2009/2010 eine auf ADHS ausgerichtete Coachingausbildung und lernte dort einen selbst betroffenen Psychiater kennen. Parallel über- nahm ich eine Erwachsenen-Selbsthilfegruppe, wo eher Autisten mit ADHS-Anteilen zu finden sind. Durch die Selbsthilfe und diverse Fortbildungen habe ich mich 2009 erstmals mit Autismus befasst und Autisten aus dem Sozialbereich kennengelernt, die mir vollkommen ähnlich waren. **Das war das fehlende Teil in meinem Puzzle!**

Die Begründungen für meine Probleme ab dem Kindesalter erfuhr ich ausschließlich im Kontakt mit autistischen Menschen.

Dyspraxie stand für diese Tollpatschigkeit , **Kontextblindheit** stand u.a. für das Wahrnehmen der wortwörtlichen Sprache oder nicht erkennbarer Situationen. Soziale Signale nicht zu erkennen gehört oft zur autistischen Konstitution. Mein Tanzpartner, in den ich verliebt war, sagte mal, ich wäre der passende Deckel für seinen Topf. Ich konnte damit nichts anfangen und sagte, dass unsere Freundschaft gut ist. Seine Absichten erkannte ich nicht. Das passierte mir häufiger. Die Sensibilität der Fußsohlen wurde ebenfalls zur autistischen Wahrnehmung gezählt, wie die mangelnde Wahrnehmung für den eigenen Körper. Bis heute dusche ich heiß und spüre Verletzungen erst später.

9. Was hat dir geholfen, heute da zu sein, wo du bist? Was hat dir geholfen, mental stark zu bleiben, und was hat dir Kraft gegeben?

Mir haben, neben meinem beständigen und unermüdlichen Dranbleiben am Ziel, meine Mentoren und Wegbegleiter und die Selbsthilfe geholfen, Menschen, die an mich geglaubt haben und mich in Krisenzeiten wieder zu mir selbst geführt haben, z.B. in den letzten zwei Jahren als Risikopatientin in der Coronazeit. Ich brauchte mich als autistischer Mensch nicht mehr zu verstellen. Die Nahtoderfahrung hat mir zu mehr innerer Ruhe und Gelassenheit verholfen. Ebenso mein Chor und mein Hund, wo ich abschalten und Energie auftanken kann. Was mir von Kindheit an geholfen hat, war meine Zeit bis ins Erwachsenenalter (u.a. als Gruppenleiterin) bei den Pfadfindern und mein fester Freundeskreis. Besonders die Möglichkeit, sich Buddys oder Tandempartner zur gegenseitigen Außensteuerung zu suchen, ist hilfreich! **Miteinander füreinander da zu sein – das Motto lebe ich!**

Deine TOP 5! Dein Geheimnis mentaler Stärke (Techniken, Strategien, Umfeld, Therapien, Bücher, Menschen, Vorbilder etc.)!

1) *Ich erkenne mich selbst, bin Experte meines Betriebssystems und lache mal über mich und meine special effects!*

Meine wichtigste Technik für mein Leben ist aus der Erkenntnis entstanden, wie mein Gehirn funktioniert, dass ich das, was ich dabeihabe, nutzen kann und auch weiß, wann ich von Reizen überladen bin. Ich kann meine Kernsymptome nicht wegmachen, mit kleinen Hilfsmitteln im Alltag etwas lindern, z.B. fürs Zeitmanagement in jedem Zimmer eine Uhr aufstellen und mit visuellen Strukturen, z.B. einem Wochenplan an der Wand, Stress und Anspannung lindern.

2) Ich stehe zu mir und meiner Konstitution im sicheren privaten Umfeld und distanziere mich von Energiefressern, die mich verändern wollen! Ich gehe im beruflichen Umfeld vorsichtig mit meiner Diagnose um, Symptome umschreiben, nicht sofort benennen.

3) Achtsamkeit und Selbstfürsorge beginnt bei mir, dass ich in mich aufmerksam und liebevoll hineinfühle, wie es um meine Energie steht und wann ich mir mit gutem Gefühl Pausen und Erholungszeiten nehmen kann ohne ein schlechtes Gewissen. Ich erlaube mir das nach positivem Stress und mein privates Umfeld weiß das.

4) Ich umgebe mich mit Menschen, die mir guttun, und pflege meine Kontakte und Netzwerke! Vielfalt und Diversität dürfen wachsen!

5) Ich sorge für mich, verbiege mich nicht und nutze rechtzeitig Angebote als Hilfe zur Selbsthilfe! Ich akzeptiere meinen perfektionistischen Anteil und auch meine hohe Sensibilität im Umgang mit Ungerechtigkeiten. Ich verzeihe meinen Eltern und unwissendem Umfeld, wenn diese mir nicht gutgetan haben. Ich gehe in die Dankbarkeit und Nächstenliebe.

5.1) Ich tausche meine angepasste Maske gegen variable Umhänge in Situationen, z.B. den Arztumhang, wo ich Patientin bin, den Behördenumhang, wo ich sachlich argumentiere, und den privaten Umhang, den ich selten brauche, der helfen kann, sich auf Nähe und Zwischenmenschlichkeit einzulassen.

10. Wenn du die Zeit zurückdrehen könntest, würdest du etwas anders machen? Wenn ja, was (Entscheidung, Handlung, etc.)?

Bei wichtigen Entscheidungen ein zweites Paar Ohren, z.B. Nachteilsausgleich und mich nicht ständig rechtfertigen für mein Sein.

Auf meinen Psychiater hören. Mittlerweile gehöre ich vielmehr zu den hochsensiblen Autisten mit eher introvertierten ADHS-Anteilen.

11. Abschlussfragen: Wie siehst du deine Zukunft? (Kurze Antworten)

a) Was ist deine Vision?

Weg von Stigmatisierung und Barrieren für Menschen mit der Zugehörigkeit zum Hochsensibilitäts-ADHS- und Autismusspektrum. **Hin zu** Inklusion und Etablierung des Merkzeichens W – Wahrnehmung auf dem Schwerbehindertenausweis bei unsichtbarer Beeinträchtigung zur Teilhabe für reizempfindsame Menschen

b) Wie ist dein Lebenssinn?

Ich tue das, was mir guttut, lasse mich nicht fremdbestimmen, genieße intensiv jeden Moment im Hier und Jetzt, suche Menschen, die mir guttun! Ich grenze mich von dem ab, was ich nicht ändern kann. Ich freue mich mit MIT- Menschen und Netzwerken zu partizipieren. Wertschätze jeden Menschen mit seinem Anders-Sein, kein Mensch gleicht dem anderen.

c) Dein Lebensmotto?

Geht nicht, gibt´s nicht. Lebe im Hier und Jetzt und nutze deine Chancen

d) Wenn du deinem damaligen Ich am Anfang deiner Krise drei Tipps mitgeben könntest, welche wären es?

- Trau dich, Informationen über deine Konstitution einzuholen, und nutze rechtzeitig voller Vertrauen Selbsthilfeangebote und seriöse Informationsquellen, statt wahllos im Internet zu recherchieren
- Vergleiche dich nicht mit anderen, du bist wunderbar, betrachte die Zusatzausstattung als Anteil von dir, nicht als ganze Persönlichkeit
- Suche dir eine(n) Tandempartner(in), der/die dich so nimmt wie du bist und dir ehrliche Rückmeldungen geben kann, wenn du im Überladungsmodus bist oder zu viele soziale Anforderungen dich in eine Empathieerschöpfung bringen und du Pause/Rückzugsraum brauchst. Die Person kann dich zur Diagnostik als zweites Paar Ohren begleiten, weil viele angepasste Autisten nicht erkannt werden und oft Fehldiagnosen erhalten.

e) Wo und wie können wir mit dir Kontakt aufnehmen

Unter www.turtlesteps.de

linkedin https://www.linkedin.com/company/adhs-coaching-turtle-steps-f%C3%BCr-jugendliche-und-erwachsene/ - -1

Facebook
https://www.facebook.com/kristina.meyerestorf

Instagram: @turtlesteps.hamburg

Twitter @Turtle Steps ADHS-Autismus-Hochsensibilität

Neurodiverstitäts-Trainerin/psychosozialer Job-Coach/Autorin/ Mentorin für Inklusion und Teilhabe/persönliches Budget

Das Leben meistern mit Hochsensibilität- ADHS- und Autismus

Kristina Meyer-Estorf

Kristina Meyer-Estorf ist Autistin mit ADHS und hat aus ihrer Schwäche und Diskriminierung ihren eigenen Weg gestaltet. Aus eigener leidvoller Erfahrung mit Krisensituationen weiß Kristina Meyer-Estorf, wie konstruktiv mit Neurodiversität individuell und in dieser Gesellschaft umgegangen werden kann. Zusätzlich ist Kristina aktiv in der Selbsthilfe und hat einen eigenen Verein gegründet, der sich um Aufklärung und Chancen für neurodiverse Menschen kümmert und nach dem Neurodiversitäts-

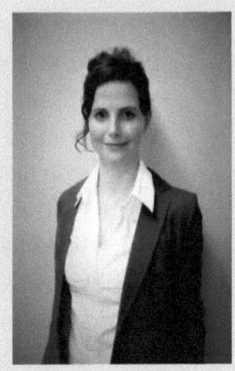

Paradigma die Konstitution nicht sofort als Krankheit pathologisiert.

Seit zwölf Jahren begleitet Kristina Einzelpersonen, Teams und Unternehmen mit Bezug zum neurodiversen Spektrum in Veränderungsprozessen und bietet im Rahmen von Kommunikations- und Selbstwerttrainings an, sich selbstsicherer zu positionieren (trotz hoher Sensibilität) und das Gegenüber in einen gewinnbringenden Kommunikationsprozess zu integrieren. STEP by STEP zum Ziel!!!

Wie Du mit Hypnose an die Ursache von Krankheit gelangen kannst

Martina Berkenkamp und die Depression

1. Wie war dein Leben vor dem Schicksalsschlag/vor der Diagnose/vor dieser Krise?

Wenn ich heute über mein Leben vor der Krise nachdenke, fällt mir hauptsächlich ein Adjektiv dazu ein: angestrengt. Es war angestrengt und anstrengend. Nichts war leicht oder gar locker. Ich hatte es so gelernt: Das Leben ist schwer, alle Familienmitglieder hatten es mir vorgelebt. Ich kann mich nicht erinnern, dass ich als Kind von fröhlichen und leichten Menschen umgeben war, die gab es einfach nicht. Im Rückblick betrachtet, schien das Leben eine Last zu sein, die uns Menschen aufgebürdet wurde.

Mein Stiefvater, vermutlich ebenso traumatisiert durch die Erlebnisse im Zweiten Weltkrieg wie die anderen Erwachsenen um mich herum, war Alkoholiker und gewalttätig. Die brutalen Schläge bekam nicht nur meine Mutter ab, sondern auch ich, denn ich war sein liebstes und wehrlosestes Opfer, das wohl am meisten seinen Hass auf sich und die Welt zu spüren bekam. Ich war wehrlos, schutzlos, ihm ausgeliefert und seine häufigen Beschimpfungen, ich sei zu blöd, einen Eimer mit Wasser umzuwerfen, und ende deshalb als Fabrikarbeiterin, nahm ich auf wie ein Schwamm. Irgendetwas konnte mit mir nicht stimmen, ich war sicher irgendwie falsch, sonst wäre er doch nicht so zornig auf mich. Ich wuchs auf in dem Gefühl, nicht liebenswert zu sein, nicht zu genügen und außerdem an allem schuld zu sein. So war ich eine sehr unsichere Jugendliche mit wenig Selbstwertgefühl und ohne Selbstvertrauen. Daraus resultierend gab ich im späteren Berufsleben alles, doch alles, was ich tat, genügte nicht, war mir zu wenig. Ich musste immer mehr leisten als andere, musste immer einen besonders schweren Weg gehen. Die Einzige, die das von sich verlangte, war ich selbst. Und da ich nicht gelernt hatte, auf meine eigenen Bedürfnisse zu achten, waren andere und anderes immer wichtiger als ich selbst – und hatten einen größeren Wert als ich.

2. Wann hast du erste Anzeichen gemerkt/wahrgenommen? Was hast du getan?

Ich ging mit meinem damaligen Freund, meiner neuen Liebe, nach Baden-Württemberg. Er hatte dort einen guten Job bekommen, und ich begann ein neues Leben in komplett neuer Umgebung an einem komplett neuen Arbeitsplatz: als Pharmareferentin im Außendienst eines großen Pharmaunternehmens. Und wie immer: Ich gab alles. Ich suchte meinen Weg zu mir völlig unbekannten Dörfern und Städten – damals gab es noch kein Navigationsgerät – und versuchte dabei, den sogenannten „Besuchsschnitt", neun Kontakte täglich, zu erreichen u n d guten Umsatz zu machen. Später wechselte ich zu einem anderen Unternehmen, das seine MitarbeiterInnen noch höherem Umsatzdruck aussetzte, und irgendwann spürte ich mich gar nicht mehr. Ich hatte ohnehin keine Zeit dazu, denn gut bezahlt wie ich zu sein glaubte, musste ich noch mehr leisten, mir mein Geld richtig verdienen, dem Unternehmen beweisen, dass ich es wert war, ein solches Gehalt zu beziehen. Ich schuftete an manchen Tagen 12 bis 14 Stunden, fuhr oft über sechshundert Kilometer am Tag und betäubte mich abends mit viel Wein beim Essen. Und doch: Ich glaubte, privilegiert zu sein. Ich hatte ein gutes Einkommen, konnte mir teure Kleidung und Urlaube leisten, fuhr ein hochpreisiges Auto und genoss die Bewunderung aus der heimatlichen Ferne, nicht nur einen vermeintlich guten Job, sondern auch noch einen tollen Mann zu haben, Akademiker mit zwei Titeln. Das hätte niemand aus meiner mickrigen Sippe zu träumen gewagt!

Einmal äußerte ich in Gegenwart einer Freundin, dass ich mich als privilegiert betrachte. Die unerwartete Antwort ihrerseits war: „Das sehe ich anders ...“

Das zarte Stimmchen in mir, das dieser Freundin recht geben wollte, wurde wieder einmal mit Rotwein ertränkt. Ich wollte nicht wahrhaben, dass es mir nicht gut ging. Ich wollte mein andauerndes Heimweh nicht mehr spüren, nicht den Schmerz darüber, dass mein Lebensgefährte und ich eigentlich nur noch nebeneinanderher lebten. Ich wollte nicht wissen, dass dieser Job, die fehlende Wertschätzung meiner Vorgesetzten und des Unternehmens, diese Jagd nach immer höheren Umsatzzahlen mich fertig machten, mich aushöhlten, nicht mir entsprachen. Denn was hätte Plan B sein sollen? Ich hatte keinen, denn mir fehlte der Mut, etwas zu ändern.

So zog ich es vor, weiter im Hamsterrad zu bleiben. Es war anstrengend und strengte an. Sehr sogar. Doch ich konnte nicht anders, denn ich hatte es so gelernt.

3. Wann stand es fest? War es abzusehen oder kam es aus heiterem Himmel?

Es gab einen Wechsel in der Unternehmensstruktur. Plötzlich bekam ich neue Kolleg:innen und eine neue Vorgesetzte, ein neues Gebiet, neue Kund:innen. Meine neue Vorgesetzte war noch mehr von Ehrgeiz zerfressen als schon ihre Vorgängerin. Irgendwann, ich fuhr durch eine blühende Sommerlandschaft nach Hause, stellte ich fest, dass es mir eigentlich nicht gut ging. Irgendetwas stimmte nicht mit mir. Doch ich verdrängte dieses beunruhigende Gefühl und funktionierte weiter. Schuftete, betäubte mich abends mit Wein, machte teure Belohnungs- und Trostkäufe. Ein Gefühl der permanenten Überforderung stellte sich ein, bei den einfachsten Dingen schon. Ich weinte am Bügelbrett beim Bügeln von zwei! T-Shirts und wusste nicht, warum. Stell dich nicht so an!, hörte ich innerlich die Stimme meiner Mutter. Diese verständnis- und ebenso lieblose Aufforderung aus meiner Kindheit, gefälligst durch- und auszuhalten, machte sich immer wieder bemerkbar und ich fühlte mich noch schlechter. Alles in mir schien erstarrt zu sein, mein Gefühlsleben war wie in Winterstarre.

Eines Morgens fand ich mich weinend vor dem Kleiderschrank wieder: Ich konnte nicht zu meinen Kunden fahren. Totale Überforderung ließ mich vor der geöffneten Schranktür auf den Boden sinken, wo ich mich verzweifelt und in Tränen aufgelöst zusammenkauerte. Nichts ging mehr, ich konnte mich nicht anziehen und der Gedanke daran, ins Auto zu steigen, um dieses unsägliche Kasperletheater weiterhin zu spielen, meinen Kunden ein fröhliches Gesicht zu zeigen, wie immer vollkommen sinnentleert über irgendwelche Medikamente zu sprechen – ich konnte einfach nicht mehr. Ich wollte nicht mehr. Ich wollte mich verkriechen vor allen und vor allem, in eine Höhle flüchten und dort sterben. Ich fühlte mich schuldig, weil ich nicht mehr funktionierte, und ich wusste einfach nicht, was ich hatte. Es war doch alles gut? Stell dich nicht so an!

Die Veränderung in mir, die ich als schleichenden Prozess schon über Monate gespürt und ignoriert hatte, ließ sich nun nicht mehr übersehen. Ich war psychisch am Ende.

4. Wie bist du damit umgegangen? Was waren deine ersten Gedanken und folglich Taten? Vor welchen Herausforderungen standest du? Wie hast du dich gefühlt?

Ich schämte mich. Ich schämte mich, als ich weinend vor der Hausärztin saß, und ich schämte mich noch mehr, als die mich mit mitleidig-wissendem Blick an einen Psychiater überwies. Ich war doch nicht verrückt! Erst als der die Diagnose „Depressionen, mittelschwere Episode" stellte, war ich irgendwie ein wenig erleichtert: Das Kind hatte einen Namen! Ich stellte mich gar nicht an, ich hatte eine Krankheit!

Ich bekam eine AU über vier Wochen. Die Musterpackung mit dem Antidepressivum verbannte ich in die Schublade. Ich brauche keine Tabletten, schon gar keine Psychopharmaka – ich doch nicht! Drei Tage später saß ich abends spät weinend und ohne Hoffnung auf dem Rand der Badewanne und dachte: Entweder du schluckst die jetzt oder du nimmst dir das Leben. Ich entschied mich für die erste Variante. Es dauerte, bis sich eine Wirkung zeigte, und als ich nach zwei oder drei Wochen wieder ein wenig aus meinem Loch gekrochen war und Anteil nehmen konnte an meinem Leben, sagte mein Lebensgefährte, dass ich ja nun wieder arbeiten könne. Genau. Ich wollte wieder funktionieren und vor allem wollte ich diese Verständnislosigkeit nicht mehr erleben, die mir entgegengebracht wurde. Die war eine unerwartete Herausforderung für mich, mit der ich nicht umzugehen wusste. Es wurde nicht ausgesprochen, doch die meisten dachten, dass ich mich anstelle und gefälligst arbeiten solle. „Du wirkst überhaupt nicht depressiv!" Wie viel Kraft es mich gekostet hat, überhaupt wieder unter Leute gehen zu können, wollte niemand wissen. Ich auch nicht, denn genau das dachte ich eigentlich auch über mich. Krankheit hin oder her: Ich hatte mich ausgeruht und nun musste das normale Leben wieder beginnen. Und wieder wollte ich dem zarten Stimmchen in mir keine Beachtung schenken, das da ganz anderer Meinung war als ich ...

5. Welche Entscheidungen hast du aufgrund dessen getroffen (gute und weniger gute)?

Zwei Wochen nach dem neuerlichen Einstieg in mein Berufsleben fuhr ich in die 6-wöchige Reha, die der Psychiater für mich beantragt hatte, und kam bestens erholt, strahlend und glücklich zurück. Ich hatte es geschafft!

Eine Woche nach meiner Rückkehr trennte ich mich von meinem Lebensgefährten und suchte mir eine eigene Wohnung, die ich liebevoll und voller Stolz einrichtete. Für mich! Das waren die für mich guten Entscheidungen. Aber ich forderte mich im Beruf genauso wie vor der Erkrankung, weil ich ja entschieden hatte, dass ich gesund zu sein hatte – eine falsche und schwerwiegende Entscheidung, denn zwei Monate nach meiner Trennung saß ich notfallmäßig wieder bei meinem Psychiater und schlich wie ein geprügelter Hund mit der gelben AU aus seiner Praxis. Es schien alles nichts genützt zu haben. Ich fühlte mich als Verliererin und, schlimmer noch, als Versagerin. Es folgte eine 7-monatige Krankschreibung. Irgendwann kaufte ich mir Rasierklingen und bereitete meinen Suizid vor. Doch da war es wieder, das zarte Stimmchen, dieses Mal laut: Nein! Du schaffst es. Lass es nicht zu, kämpf um dich!

Und dieses Mal wollte ich mein Stimmchen erhören, ihm Raum geben, es zulassen. Das war die beste Entscheidung, denn ich habe überlebt.

6. Wie hat sich dein Leben verändert? Wie hat sich dein Umfeld verändert?

Nach zwei Jahren des Alleinlebens gab ich meinem Heimweh nach und zog in meine Heimat zurück, kaufte eine schöne Wohnung, ertrug weitere depressive Episoden und kämpfte um mich. Immer wieder. Eine alte Schulfreundin brachte mich auf die Hypnose, als ich wieder einmal verzweifelt darüber nachdachte, was um Himmels willen ich eigentlich noch tun muss, um die Depressionen endgültig abzuschütteln. Sie quälten mich, sie hinderten mich. Ich hatte doch alles getan! Es kostete so viel Kraft, meinem Job nachzugehen, und die Angst davor, wieder richtig depressiv zu werden, zu unterdrücken. Niemand durfte etwas bemerken, am allerwenigsten mein Arbeitgeber, denn ich war bereits stigmatisiert als „nicht belastbar", ein „low performer", wie man solche wie mich bei meinem Arbeitgeber nannte – welch ein menschenverachtender Zynismus!

Schon in der ersten Hypnosesitzung stieß ich auf eine von mehreren Ursachen für meine Depressionen: Ich war als Kind von einem Verwandten sexuell missbraucht worden. Als er sich frustriert von mir heruntergewälzt hatte, raunte er mir noch gehässig den Satz ins Ohr, der zum Leitsatz meines Lebens werden sollte: „Noch nicht einmal dazu bist du gut!" Dieses traumatische Erlebnis hatte ich so tief in mir vergraben, dass ich keine Erinnerung daran hatte. Und doch: Es war geschehen. Nach und nach, Sitzung für Sitzung, zerrte ich diese scheußliche Erfahrung an die Oberfläche, schaute sie an, weinte um die Neunjährige, die ich einmal war, um das Kind, das so vieles ertragen und erdulden musste, und konnte das Trauma, die Gefühle dazu, meine negativen Blockaden und Glaubenssätze, mit jeder Sitzung ein Stückchen mehr, endlich auflösen und loslassen.

Mit dieser psychischen „Selbstfindung" durch Hypnose habe ich mich sukzessive auch von Menschen getrennt, die mir nicht gut taten, die mich nicht „sehen" wollten. Das hätte ich mich vor meiner segensreichen Entwicklung durch Hypnose nie getraut, doch ich bekam immer mehr Selbstbewusstsein, um mich abzugrenzen.

7. Was ist dadurch entstanden? Welche Erkenntnisse/Einsichten hast du gehabt? Welche persönliche Bedeutung misst du deinem Schicksalsschlag zu?

Ohne die Depressionen hätte ich nichts in meinem Leben geändert, sondern würde vermutlich noch heute im Hamsterrad rennen, in einem ungeliebten Job mit nagendem Heimweh im Bauch und der unbestimmten Sehnsucht nach Erfüllung. Niemals hätte ich den Mut gefunden, mein Leben so vollkommen auf den Kopf zu stellen, wie ich es letztendlich getan habe.

8. Wo stehst du heute? Wie lebst du damit? Was hast du gelernt? Was hat sich verändert?

Ich bin gesund, schon seit einigen Jahren. Ich lebe mit meinem neuen Partner und meinem Hund zusammen und habe eine eigene Hypnosepraxis. Ich liebe das, was ich tue, und zum ersten Mal in meinem Leben fühle ich mich, auch beruflich, in mir zu Hause.

Depressionen zu haben ist schlimm. Sie werden von der Gesellschaft leider immer noch unterschätzt. Doch durch sie habe ich gelernt, auf meine innere Stimme zu hören und mich wichtig zu nehmen. Ich verdiene heute längst nicht mehr so viel Geld wie damals. Doch ich bin meistens glücklich und zufrieden. Und ich bin sehr, sehr stolz auf mich. Ist das nicht viel wichtiger? Ja. Ist es.

9. Was hat dir geholfen, heute da zu sein, wo du bist? Was hat dir geholfen, mental stark zu bleiben, und was hat dir Kraft gegeben?

Heute denke ich, es war die Rebellin in mir, die ich bis zu der Erkrankung gar nicht kannte. Doch in den schlimmsten Phasen spürte ich sie, spürte den Zorn darüber, dass mir das passieren musste, spürte mein Aufbegehren und mein inneres „Nein! Ich will das nicht!".

Dieser innere Zorn ließ mich durchhalten. Er hat mich vorangetrieben und mich nicht aufgeben lassen.

10. Wenn du die Zeit zurückdrehen könntest, würdest du etwas anders machen?

Jeder Mensch darf, soll und muss auf sich selbst hören, auch wenn das zu Entscheidungen führt, die unbequem sind. Es hat lange gedauert, bis ich das begriffen habe. Deshalb mein Rat an mich selbst: Höre auf dich! Du bist die Chefin in deinem Leben!

11. Wie siehst du deine Zukunft?

a) Was ist deine Vision?

Ich werde mich noch weiter entwickeln, schauen, was ich noch lernen kann, um Menschen dabei zu unterstützen, sich zu befreien, glücklich(er) zu werden.

Denn glückliche und zufriedene Menschen haben wir auf diesem Planeten leider viel zu wenig.

b) Wie ist dein Lebenssinn?

Nicht nur mir selbst, sondern auch anderen Menschen ein Heimatgefühl zu geben, sie dabei zu unterstützen, in sich selbst zu Hause zu sein.

Heute glaube ich, dass ich das alles durchmachen musste, um die zu werden, die ich jetzt bin, mit dem Einfühlungsvermögen und der Lebenserfahrung, um andere besser unterstützen zu können.

c) Dein Lebensmotto?

„Per aspera ad astra."

Frei übersetzt: Auf rauen Wegen zu den Sternen.

d) **Wenn du deinem damaligen Ich am Anfang deiner Krise drei Tipps mitgeben könntest, welche wären es?**

Gib dir die Erlaubnis, auf dich zu hören und deine Bedürfnisse zu leben! Das ist dein Recht und deine Pflicht!

Sieh zu, dass du dich aus der Opferrolle befreist!

Du bist die Chefin in deinem Leben!

e) **Wo und wie können wir mit dir Kontakt aufnehmen?**

Ihr könnt mir gern eine Mail schreiben unter info@berkenkamp-hypnose.de oder euch meine Website anschauen www.berkenkamp-hypnose.de. Dort gibt es auch einen Button zu meinem Blog (der an jedem vierten Sonntag im Monat um einen neuen Beitrag ergänzt wird. https://blog.berkenkamp-hypnose.de

Martina Berkenkamp

Zu Hause in mir – Leben nach den Depressionen

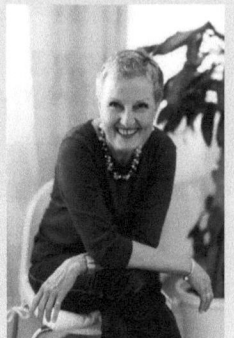

Mehrere Jahre quälten Martina schlimme Depressionen. Doch trotz aller Maßnahmen kamen die Depressionen immer wieder, bis es ihr mit Hypnose gelang, nicht nur auf die Hauptursache ihrer Erkrankung zu stoßen und sie aufzulösen, sondern sich sukzessive von quälenden Selbstzweifeln und Blockaden zu befreien.

Heute lebt sie gesund mit ihrem Lebensgefährten und ihrem Hund zusammen und arbeitet als erfolgreiche Hypnosetherapeutin in eigener Praxis. Ein Buch zu ihren Erfahrungen ist in Arbeit.

Eine Pink Lady, die einfach leben WILL

Nadja Will und der Brustkrebs

Pippi und nicht Annika, written by nadja

1. Wie war dein Leben vor dem Schicksalsschlag/vor der Diagnose/vor dieser Krise?

#that´s.me

Von Grund auf bin ich vermutlich auf das Beste reduziert und nicht größer als 1,59 m – ohne Pumps versteht sich. Als gebürtige Berlinerin Jahrgang 1983 bin ich am 19. Januar with a little bit of hope genau hier angekommen: 52° 30′ 10,4″ N, 13° 24′ 15,1″ O.

Krasse Nummer! Mittendrin – im Leben: Big city, little girl. Im Laufe meines Daseins habe ich passend den Namen Will angenommen.

In diesem Moment war es mir noch *(m)eine* unbekannte Lebensweise: Eine Art Kultur – Lebenskultur, die ich heute mit jedem Moment lebe. Berliner Rotzgöre in fein mit Stil, ganz ladylike.

Mein Leben war 34 Jahr lang ein Match zwischen Sein, Leisten und später auch Familienmanagerin im blauen oder grünen Kittelstyle. Selbstbestimmt habe ich mich gegen das Abitur entschieden und mich mit viel Herzblut für meine Berufung entschieden: Menschen helfen mit medizinischer Expertise. Das Produkt war dann 2004 eine echte Nurse – mit Liebe 24/7 im Einsatz.

Nach so einigen Herzschlägen und lieblichen Kontakten hatte ich 2008 **JA** zu meinem Mann gesagt in einer Stadt, die es ja bekanntlich gar nicht gibt – in Bielefeld. Mein erstes Geschenk und das erste gemeinsame Baby war unsere Fellnase auf vier Beinen. Ein Labrador – mein Seelentier, wie es sich später herausstellte. Unglaublich, mein Seelentier hatte tatsächlich Platz genommen – auf Kommando –, also Zeit für weitere Abenteuer in meinem Leben:

Schwanger werden mit Kopfstand, wenn ihr wisst, was ich meine?! Es war nun eine neue Art von Matratzensport.

Den ersten Herzschlag hatten wir leider verloren, dafür kam der zweite auf den Termin: Hannah! Und dicht gefolgt ein wenig zu früh kam Till. Ein Gentleman, der Hanni natürlich den Vortritt ließ.

2. Wann hast du erste Anzeichen gemerkt/wahrgenommen? Was hast du getan?

#bestellung.beim.universum

Unsere Tochter war gerade eingeschult. Was für ein geiler Sommer ... und ich Hypochonder hatte eine leise Vorahnung von diesem ungebetenen Besucher in meiner rechten Brust.

Wisst ihr, was meine größte Befürchtung stets war?!

Kaum zu glauben: an Krebs, also tatsächlich an Brustkrebs zu erkranken– und taaaddaaaa – ich habe wohl alles gegeben, um diesen zu visualisieren.

Was meint ihr, war dieser Gast in meiner Brust eine Essenz aus meinem Bullshit FM?

Ohne save the date hatte er sich einfach eingenistet, unglaublich. Zumal bildete ich mir immer wieder ein, dass der Tastbefund sich von Mal zu Mal anders angefühlt hatte.

Imaginär weniger oder gar ganz weg – aber irgendwie hatte ich ein Gefühl, was ich heute als Intuition beschreiben würde. Da gibt es ja doch diese kleine feine Stimme in uns.

Mit all meinem Mut bin ich zu meiner Gynäkologin, ohne überhaupt zu berichten, was meine Befürchtung war – hatte auch sie als mein „blinde date" mir grünes Licht für meine Brustgesundheit gegeben.

Und da war sie wieder, diese kleine zarte Stimme – wiederholt kam ich aus der Kabine mit einem klaren Standing „ich glaube aber ich habe hier was – was Sie nicht gefühlt haben" – Ihre Antwort war die wiederholte Diagnose einer Hypochonderin mit dem Vermerk „alles nur Verspannungen". Von so einem elegant, verteuerten humorgesteuerten Gigolo habe ich ja tatsächlich erst 24h später erfahren.

Eigentlich kenne ich das Verhandeln auf kulturellen Märkten als soziales charmantes Urlaubsgefühl – hey, wenn ich so viele Melonen kaufe, wie ich tragen kann, machst du mir einen „cheaper" Preis?

In der Realität sah es anders aus. Nach 30 Minuten Diskussionen hatte ich eine Überweisung zum Ultraschall rausgehandelt:

der Preis – mein Leben.

3. Wann stand es fest? War es abzusehen oder kam es aus heiterem Himmel?

#day.of.universe

Freitag, der 13. Oktober 2017, ist mein ganz persönlicher

„day of universe".

Ein Tag, der hätte nicht heftiger sein können, in einem zahlen und nahezu theoriemagischer Kombination.

Die Rechnung ist wie folgt: Minus und minus ergeben plus.

Freitag der 13. wird beschrieben als der Unglückstag – mitten im Brustkrebsmonat: suspektes Gewebe von 2,7 cm in der rechten Brust. KREBS?!

Mein erster Gedanke: Tod. Mein erster Impuls: Leben.

Heartbeat for me. Das Gefühl, unter Wasser zu ertrinken, kommt diesem Freitag nah.

Die Story aus meiner Reality Show ist ganz easy. Ich nehme euch mal mit in den Moment, als ich nicht zum Bereitschaftsdienst, sondern als Patientin im Brustzentrum gestanden habe:

„Sie sind das?!", sagte der Chefarzt der Frauenklinik.

„Tja, wer sonst", sagte das Opfer in mir.

Die Diagnostik lief, er hat den Befund direkt gestanzt – übersetzt heißt es: Gewebe punktiert, um zu schauen, was meine Zellen an ID entwickelt haben. Leicht verschmitzt kann ich an dieser Stelle nur sagen, dass der Tumor natürlich temperamentvoll sein würde, ganz ehrlich, das war klar. Eben ganz ich. Kürzlich auch als Hormonbombe beschrieben. Wie auch anders mit dieser Lebensversicherung, namens Hormontherapie. „Eine Lady mit viel Stil, die so wie sie heißt, doch einfach leben WILL!"

Die Tränen liefen, voller Scham lag ich da mit den Gedanken, dass vermutlich noch mein Deo versagte, mein *make up* bereits in sämtlichen Taschentüchern verschmiert ist, ich gar nicht mehr ich selber bin und die Rasur meiner Achsel wohl an diesem Morgen vor lauter Anspannung auch vergessen hatte.

Gedanken tanken, was war los? Bin ich das hier?

Ein Tattoo in meinem Kopf! #branding.me

Seine Stimme drängte doch wieder zu mir durch:

„Wir machen einen Deal, ok Nadja?!" Leider war ich nun nicht auf einem Basar im Süden, sondern mitten in der Realität. Deal?

Vor lauter Weinen und *„lecko mio"*–Stimmung war ich wie in Watte gepackt, aber mitten im Nirvana, direkt neben dem Friedhof da.

„Ich verspreche Ihnen was: Ich mach Sie wieder gesund, aber die mentale Einstellung ... für die sorgen Sie !!"

What?? Was erzählt er denn jetzt ... *„Sie sind verrückt"*, und ich wiederholte: *„Sie versprechen mir das, egal was hier Sache ist?"*

Ein Mann, ein Wort: *„Ja!"* Ganz mein Geschmack.

Zusammengefasst: 30 Sekunden. Ein Deal. Ein Versprechen.

Drei, zwei, eins – MEINS! Fast wie bei eBay.

Shake hands ... zu diesem Zeitpunkt war nicht zu einem Moment klar, was dieser Tag mit sich bringen wird. Suprise, suprise.

4. Wie bist du damit umgegangen? Was waren deine ersten Gedanken und folglich Taten? Vor welchen Herausforderungen standest du? Wie hast du dich gefühlt?

#wunder.realistisch

Nachdem medizinisch klar war, was mich erwartet, war mir realistisch klar, ein Wunder zu planen.

Ich zitiere mich in meinen Selbstgesprächen:

> *„Naddel, die Hummel fliegt ja auch, obwohl laut physikalischem Gesetz es eigentlich unmöglich ist."*

Whooopppp! Jetzt hast du auch gerade was gelernt, oder?

Weiter geht es in meinem Dialog:

> *„Du hast dir den Brustkrebs ja quasi herbeivisioniert vor lauter Angst, wie wäre es dann mit dem Pardon dazu. Du visionierst dein verliebtes Leben."*

Liebes Leben,

> **wenn ich mit dir nun anfange, an Wunder zu glauben, kannst du mit mir dann jeden Tag Geburtstag feiern?**

> **PS.: Sollten wir beide wieder Freunde werden, dann nehmen wir uns so wie wir sind und du fängst an, mit mir Visionen zu leben, Deal?**

Wunder beginnen immer dann, wenn wir unseren Träumen mehr Energie geben als unseren Ängsten. Von oben betrachtet spielt das Ganze keine große Rolle – jeder Anteil von uns ein Wunder.

Mein Name: Nadja – *die Hoffnung,* und Will – *weil sie will.*

Angst darf sein, sie hat ihre Berechtigung, aber sie hat nicht dein Leben zu meistern. Sie darf Platz nehmen, aber sicher nicht den ganzen Raum einnehmen.

Eine meiner größten Herausforderungen war es, nun eine Relation zu schaffen. Zwischen 2,7 cm Tumormasse und 1,59 m körperlicher Größe – die ja bekanntlich auf das Beste reduziert ist, was bleibt??

Genau! Ganz viel Platz ... zum Leben.

5. Welche Entscheidungen hast du aufgrund dessen getroffen (gute und weniger gute)?

#entscheidung.leben

Leben. Leben. Leben.

Ich war auf dem Weg zu neuen Konditionen – die alten Lebensformen musste ich ja nun neu überdenken.

Oder besser:

Ich war körperlich anwesend und habe Visionen kreiert. #visionen.leben

Eins ist entscheidend im Leben – genau, bitte wachsam lesen, jetzt wird es richtig interessant:

Entscheidend ist, Entscheidungen zu treffen. Volltreffer!

Die wohl wichtigste Entscheidung ist, mich FÜR etwas zu entscheiden, und nicht GEGEN. Verstehst du, was ich meine?

Top 1 im ganzen Kontext: Für das Leben gehen, immer wieder Anlauf nehmen und wenn die Essenz eine Arschbombe mitten ins

Leben ist: Dann hoffe ich auf eine Pfütze voller Tiefe an Möglichkeiten oder einen Po mit blauen Flecken, der von einem exzellenten Mediziner sicherlich gut versorgt würde.

Botschaft an dich:

> *Ist doch eine geniale Vorstellung. Mit manchen Ärzten lässt es sich charmant aushalten.*

Zu keinem Zeitpunkt wissen wir, wann wir sterben, aber zu jedem Zeitpunkt wissen wir – solange unser Herz schlägt, dass wir leben.

Die Entscheidung ist somit nicht ein Ja oder Nein – sondern dem WIE zu begegnen. Mit der Zeit, die uns bleibt. Wie lebe ich diese Zeit hier als irdisches Wesen mit den Konditionen, die mir so zur Verfügung gestellt werden.

Eine meiner liebsten Weisheiten ist: „Wer der Herde folgt, der sieht nur Ärsche." Das lassen wir jetzt mal so wirken, am besten nimmst du dir einen *„Lebens"*-Marker und markierst dir diese Aussage. Bei der nächsten Gelegenheit ist diese Weisheit vielleicht deine!

Meine Entscheidung war und ist zu leben, zu bewegen – mich zu entwickeln, schöpferisch zu sein mit dem Talent, was ich habe.

Lass uns das mal übersetzen: Ein Tumor entsteht als Masse, er macht sich Platz, wenn er sich zeigen will. Er entwickelt sich, er stagniert nicht, wenn er sich zum Wachstum entschieden hat.

Also übernehme ich dieses Vorbild „Mr. Cancer". Dieser Gigolo hat sich einen Anteil in mir gesucht und mir was ganz Wesentliches vorgelebt und beigebracht:

> Entscheide dich zum Wachstum. Stagniere nicht, entwickle dich so, dass dein Leben dich sieht.

Meine Entscheidung war getroffen, nicht perfekt, sondern echt zu sein. Könnte ja wundervoll werden.

6. Wie hat sich dein Leben verändern? Wie hat sich dein Umfeld verändert?

#bouletten.style

Perfektionismus als mein stetiger Begleiter sollte mir als original Berliner Boulette ganz ladylike mal charmant f***ing shit egal sein.

Nicht dass mein Leben und ich jemals einen Rhythmus hatten, das war mir eh fremd. Als Anästhesieschwester 24/7 – that´s my job.

Es ging mir nie um ein geregeltes, bzw. so typisch standardisiertes Leben – sondern um ein wertvolles Leben.

Wo war es denn?

Die Zeit hatte ich ja nun deutlich, genau darüber nachzudenken.

Denn nichts ist mehr so wie es mal war, seit der Diagnose. Nicht nur Stille, körperliche Schwäche und Leblosigkeit wahrzunehmen, sondern auch emotional behinderten Menschen zu begegnen. Manchmal fühlte ich mich wie ein Animateur: *„Hallo, sprich doch mit mir – ich hab doch den Krebs, also diese Krankheit, die du ja nicht hast."*

Es gab Menschen, die waren auf einmal weg, bis zum heutigen Tage – und es gab Menschen, die waren auf einmal da, scheinbar bleiben sie für immer.

Dieser Mr. Cancer hat meine Einstellung zu bestimmten Beziehungen natürlich beeinflusst. Ganz differenziert hat er lieben Menschen in nächster Umgebung eine Abfuhr erteilt – denn nicht jeder kann es aushalten, der Gastgeberin einer solchen Erkrankung zu begegnen.

Ohne Vorwürfe, aber mit voller Selbstliebe war mir eins klar:

Jeder, der in meinem bisherigem Leben mit mir so viel gelacht und Spaß gehabt hatte, darf nun auch mit mir weinen und im Therapielook auf der Coach in meiner Therapiezone Platz nehmen. *You are welcome* hieß es stets aus meiner Richtung. Why not?

Einer der schönsten Momente war: immer einer von vielen.Denn es gibt so einige von diesen.

Es gab Überraschungen und Momente, die unglaublich wertvoll waren. Mein Dank geht genau an diese Menschen, die auch über ihre ganz eigene Hürde gegangen sind, dem „Krebs" ein wenig näher zu sein – sich dieser Angst zu stellen und mich dennoch durch diese Zeit zu tragen.

7. Was ist dadurch entstanden? Welche Erkenntnisse/Einsichten hast du gehabt? Welche persönliche Bedeutung misst du deinem Schicksalsschlag zu?

#living.arts

Lebenskunst ist die Kunst, im Alltag das Wunderbare zu sehen, vermutlich könnte genau das der Schlüssel zum Glück sein.

„Blick ich ein Stück zurück, sehe ich ein Stück vom Glück."

Zu Anfang hatte ich ja beschrieben, dass ich mir diesen Mr. Cancer vermutlich herbeivisioniert habe– heute würde ich sagen „th!nk pink – th!nk big".

Auf das WARUM habe ich nur ein EGAL. Es interessiert doch nicht, warum gerade ich, Fakt ist: Ich könnte es zu keinem Zeitpunkt ändern. Die Diagnose bleibt die Diagnose.

Aber was kann ich denn ändern? Hast du eine Idee dazu?!

Genau, die Einstellung und den Umgang.

Halten wir fest, wenn ich mir das Schlimmste doch ausmalen kann, warum male ich mir dann nicht lieber das Schönste aus?

Ein Kunstwerk zu erschaffen mit der Erlaubnis, glücklich zu sein. Eine Unlimited Version meiner Gedanken, groß träumen – denn meine Gedanken sind eigentlich der Anfang meiner Taten.

Zu jedem Moment können wir neu starten. Was wir nicht ändern können, ist die Vergangenheit, was wir nicht wissen, ist die Zukunft – das Jetzt aber sind die Momente, aus denen Erinnerungen werden, und ab diesem Moment werden sich Chancen ergeben.

Mein Plan ist seit jeher nun „planlos" – der Plan ist ohne Plan.

Es kommt nämlich eh anders, als wir denken.

Meine Erfahrung 2017 zeigt mir, was möglich ist und was nicht! Die Hummel kann fliegen und ich hatte 20 % auf meiner Seite – heute noch auf dieser Erde zu sein.

Ich habe mich entschieden, Vertrauen in das Universum und meine Intuition zu geben: Das Leben ist schön, aber von einfach war nie die Rede. Ich bin einfach genug, so wie ich bin, für alles andere gibt es nämlich die anderen. Ich ergänze gerne meine Schwächen. Yes!

„Nadja , du bist verrückt", das höre ich ja öfter mal ... dann sage ich: „Mmmmhhh, vielleicht bin ich einfach nur die, die ich bin, so wie du DU bist!"

8. Wo stehst du heute? Wie lebst du damit? Was hast du gelernt? Was hat sich verändert? Bist du glücklich?

#nurse.vs.arschengel

Von einer Anästhesieschwester, einer Krankenschwester, zu einer kranken Schwester. Und nun? Meine neue Berufung?!

Arschengel sein mit Know-How.

Das ist natürlich kein Titel, dafür aber eine Einstellung und Haltung.

Gefühlt habe ich in den letzten Jahren nach meiner Diagnose mehr an Haltung meiner selbst gelernt als die Jahre zuvor. Hier lag das Augenmerk am Erwachsenwerden. Das Außen war entscheidend bis 2017.

Heute bin ich in meiner eigenen Bubble. Da lässt es sich unwahrscheinlich gut aushalten, träumen, visionieren und ich bin im Innen.

Wenn ich ehrlich bin, kann ich ziemlich gut mit mir selbst – so manche sehen das aber tatsächlich auch anders. Das darf auch so sein, was wäre es auch langweilig, wenn wir alle gleich wären.

Zurück zu dem Heute. Ich feiere nun jeden Tag Geburtstag.

Mein Spirit ist mein Talent und ich liebe es, schöpferisch zu sein, laut zu denken, zu fragen und das Leben zu leben. #dankbar.sein

Was für viele manchmal wahnsinnig „viel" und „lebendig" erscheint, ist für mich LEBEN. Ich habe doch lange genug in klimatisierten, ohne Tageslicht sterilen Zellen gesessen – mein Job ist meine Berufung. Die Bedingungen sind nur für meine Verhältnisse nicht mehr zu leisten – ich habe doch nur dieses eine Leben.

Als Anästhesieschwester hatte ich selten Zeit, von Konferenz zu Konferenz zu denken, sondern ist es eine meiner Kernkompetenzen, im JETZT Entscheidungen zu treffen. Da wären wir wieder beim Thema: Entscheidungen treffen.Und genau das hat sich verändert, ich mache.

Stimmen von außen sind wertvoll, aber sie weiß ja, was sie will – und meine Mission ist zu leben, auch wenn es für manche abstrakt wirkt ... Energien müssen doch fließen!

Und somit stehe ich heute mitten in meinem Leben.

9. Was hat dir geholfen, heute da zu sein, wo du bist? Was hat dir geholfen, mental stark zu bleiben, und was hat dir Kraft gegeben? Deine TOP 5! Dein Geheimnis mentaler Stärke (Techniken, Strategien, Umfeld, Therapien, Bücher, Menschen, Vorbilder etc.)!

#retro.route

Kommen wir mal zu dem, was ich meine, es hat mir geholfen, mental stark zu werden, zu bleiben und zu sein. *„Woher nehmen Sie all die Kraft, Frau Will?"* Eine der häufigsten Fragen. Eine meiner liebsten Antworten ist dann häufig:

„Ich habe doch eine Abo mit dem Universum abgeschlossen, ist im Verhältnis zu Amazon und Netflix kostenlos. Es ist das Vertrauen in dieses Leben."

Wenn ich eine Liste aufstellen würde mit den Geheimnissen mentaler Stärke, würde ich sie mit „Retro Routen" gliedern, da ich mich – wenn es um Platzierungen geht, nicht entscheiden mag. Tatsächlich kann ich es auch nicht, mag nämlich keine Zensuren oder Plätze geben. Alles hat seinen Wert, es kommt nur auf die Situation an. Also betrachten wir es als „Baukastensystem".

Meine „listen & repeat"-Schleifen beinhalten Folgendes an Botschaften:

 # hab das Urvertrauen in dein Leben, denn das Leben WILL ja gelebt werden

 # bestelle deine Zukunft beim Universum, es hört zu jedem Zeitpunkt mit

 # liebe dich mit dem, was du bist – für das, was du bist

 # es geht nicht um schaffen, sondern um Visionen. Leben

 # Echt. Sein ist das neue Perfekt. Sein

Mein SOS Hashtag ist

#einfach annehmen, bleiben und beobachten.

Ein unglaublich guter Freund hat nämlich Folgendes zu mir gesagt:

„Bella, nichts auf dieser Welt hat es so eilig – dass es nicht noch warten kann."

Wo er recht hat, hat er recht.

10. Wenn du die Zeit zurückdrehen könntest, würdest du etwas anders machen? Wenn ja, was (Entscheidung, Handlung, etc.)?

#flash.backs

Was wäre, wenn … Ist eine der energieraubensten Fragen ever.

Eins ist ja mal ganz klar: Wäre ich nicht erkrankt, würden diese Zeilen hier fehlen. Es gäbe so vieles was es nicht gäbe – sämtliche Projekte hätte ich zu 100 % nicht initiiert oder produziert.

Auf welche Menschen hätte ich bitte verzichten müssen. Undenkbar!

Was wäre, wenn ... wenn das Wörtchen wenn nicht wäre, wäre ich schon längst Millionärin. Einer der beliebtesten Sprüche meiner Oma. Yes, Oma ... von dir habe ich so einiges lernen dürfen.

Millionärin mag ich aber gar nicht sein, ich möchte wundervoll sein. That´s me!! Ich möchte mir jeden Tag mit Freude begegnen, weil ich es bin – weil ich mir wünsche, auf Herzenshöhe einander zu begegnen. Jeden Morgen im ersten Moment mit mir: *Hello, du schon wieder?! Schön, dass du da bist!!* Dazu braucht es keinen monetären Überschuss.

Was wäre anders, wenn ich die Zeit zurückdrehen würde?!

Nichts. Die Vergangenheit lehrt, was wir in der Zukunft gestalten möchten.

Fazit: ohne Vergangenheit keine Zukunft. Also, nur wer loslässt, hat die Hände frei, um Neues zu gestalten.

Manchmal wissen wir nicht, was das Heute für das Morgen heißt – und manchmal wissen wir auch nicht, was das Gestern an Momenten gebracht hat – sodass Erinnerungen bleiben.

#collect.moments

Danke, liebes Leben, ich habe nämlich so einiges gelernt. Nichts würde ich anders mit dir gestalten, ich habe nämlich nur eine Bitte:

#bleib!!!

Wenn Menschen gesund sind, haben sie viele Wünsche –

wenn sie krank sind **nur** einen: LEBEN.

Meine Wunschliste ist somit überschaubar, maximal und auf das Beste reduziert: 1,59 m.

11. Abschlussfragen: Wie siehst du deine Zukunft? (Kurze Antworten)

a)   **Was ist deine Vision?**

b)   **Wie ist dein Lebenssinn?**

c)   **Dein Lebensmotto?**

d)   **Wenn du deinem damaligen Ich am Anfang deiner Krise drei Tipps mitgeben könntest, welche wären es?**

#visionen.leben

Meine Zukunft – meine Vision. „th!nk pink – th!nk big".

Es ist noch nicht so lange her, da wurde mir des Öfteren gesagt: *„Frau Will, ich muss Sie immer wieder einfangen."* Ein Problem, welches sicherlich nicht meins ist, sondern eines von veralteten hierarchischen Strukturen. Einige Vorgesetze brauchen das Gefühl, mächtig zu sein, um zu beherrschen – darum geht es aber nicht: Es geht um – meistern und entwickeln.

Der Schmetterling *will* fliegen. Das ist der Sinn, mein Lebenssinn.

Ich bin absolut realistisch und sehe tagtäglich neue Wunder. Eines lächelt mich täglich sogar mehrfach im Spiegel an, zwei weitere tragen meine Gene: Hannah und Till.

Lass mich doch daran glauben, die Welt ein wenig besser zu machen. Thinking outside the box.

Wer nicht außerhalb der Box denkt oder über den Tellerrand hinaussieht, wird selten erfahren, dass Träume gelebt werden dürfen!!!

Mein Traum ist unerlässlich, wenn ich die Zukunft gestalten möchte.

Wo steht es eigentlich geschrieben, was möglich ist und was nicht.

In Deutschland geht nichts ohne Anleitung, Beipackzettel oder Gebrauchsanweisung. Alles ist verkopft und verschriftlicht, aber genau da beginnt doch das Leben. Ich bin lieber Pippi statt Annika. Zu jedem Moment ist es genau das einen Versuch wert.

Also, wer sind wir – wenn wir niemand sein müssen?!

Mehr Infos: Mail: contact@nadjawill.de
nadja@think-pink.club
Web: www.nadjawill.de

Initiatorin von
www.think-pink.club
www.wissenschafftleben.de
www.nadjawill.de

Gründerin th!nk pink club e.V.
Initiatorin WISSENscha(f)ftLEBEN

Nadja Will

Zusammengefasst macht diese Lady ihrem Namen häufig alle Ehre. Am Freitag, den 13. Oktober 2017, bekam sie die Diagnose Brustkrebs. Eine exzellente Anästhesieschwester, die aufgrund ihrer persönlichen Erfahrungen nun im onkologischen Bereich vorangeht.

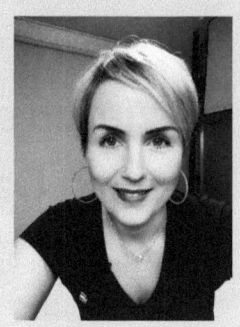

Sie ist DIE Referentin zum Thema Cancer Support auf bestem Niveau.

Auf verschiedenen Ebenen.

Mittlerweile moderiert Sie auf eine besondere Art verschiedene Formate zum Thema und ist als Speakerin & Visionärin bekannt.

Als Expertin der Brustgesundheit ist sie eine vorsorgliche Ergänzung.

Wie ich ohne Chemotherapie meinen Darmkrebs geheilt habe

Peter Liedle

1. Wie war dein Leben vor dem Schicksalsschlag/vor der Diagnose/vor dieser Krise?

Sehr abwechslungsreich :)))

Als Kind bin ich wohlbehütet im Schwabenland aufgewachsen – mit meinem Vater, meiner Mutter und meiner fünf Jahre älteren Schwester. Die Erziehung war traditionell. Mein Vater war die meiste Zeit am Arbeiten. Meine Mutter kümmerte sich um unsere Erziehung. Meine Eltern führten mehr eine Zweck- als eine Liebesehe. Das hört sich nicht spektakulär an, aber mir hat es an nichts gefehlt. Ich hatte Essen, Kleidung, Freunde ...

Die Werte Leistung, Höflichkeit und Anpassung standen bei uns an erster Stelle. Irgendwie hatte ich das Gefühl, dass die Menschen oft was anderes sagten, als sie eigentlich sagen wollten. Das hat mich als Kind sehr irritiert. Es war in unserer Familie sehr wichtig, nicht aufzufallen und einen positiven Schein zu wahren. Gefühle und Bedürfnisse waren nebensächlich – außer Hunger und Durstgefühle.

Sehr interessant fand ich den Leistungsgedanken. Meine Oma hatte uns früher nach Noten bezahlt. In der Schule war ich Durchschnitt (im Gegensatz zu meiner Schwester – Einser-Kandidatin). Somit wurde ich mit meiner Schwester verglichen, was mich als Kind unter Druck setzte und einschränkte.

Schon mit vier Jahren versuchte ich meinem Vater zu imponieren. Z. B. spielte ich voller Ehrgeiz Tischtennis. Als Erwachsener glänzte ich in meiner Arbeit als Trainer und Berater in großen bekannten Firmen. Dabei wollte ich etwas ganz anderes machen.

Als ich sechzehn Jahre alt war, erkrankte meine geliebte Mutter an Darmkrebs. Das war wirklich hart, da ich einen sehr guten Draht zu ihr hatte. Nach vielen Jahren konnte ich besser verstehen, warum.

Kurz nach der Diagnose meiner Mutter verfolgten mich chronische Magenschmerzen, meine Minderwertigkeitsgefühle wurden verstärkt und in der Schule begleiteten mich Blackouts. Seit diesem Zeitpunkt habe ich mich u.a. mit der „Kraft des positiven Denkens", Meditationen, dem Dalai Lama, Ernährung und alternativen Heilmethoden beschäftigt. Intuitiv wusste ich, dass es einen Weg gibt, ein gesundes Leben zu leben und dabei Spaß zu haben ...

Nach der Fachhochschulreife habe ich eine Ausbildung zum Fotokaufmann in Kiel gemacht. Es folgte ein FSJ mit geistig behinderten Menschen und das Studium zum Sozialpädagogen in Fulda. Eine Reise, die meine Entwicklung so richtig angekurbelt und meinen Horizont erweitert hat. Kurz nach dem Beginn meines Studiums 1995 wurde bei meiner Mutter erneut Krebs diagnostiziert.

Das war ein großer Schock und sehr bewegend. 1996, kurz nach ihrem Geburtstag, ist meine Mutter an den Folgen gestorben. Unfassbar. Mit meiner Schwester und meinem Vater durfte ich beim Sterbeprozess bei ihr sein – bis zum letzten Atemzug. Danach ist eine große Last von mir und uns gefallen. Das war eine sehr lebensverändernde Erfahrung und hat mich über zwanzig Jahre beschäftigt.

Nach dem Tod meiner Mutter habe ich mich intensiv mit der Heilkraft des Humors und Lachens beschäftigt. So habe ich mein Vordiplom und mein Diplom über die Funktion, Wirkung von Humor und Lachen, geschrieben. Dabei konnte ich den Tod meiner Mutter verarbeiten und heute Menschen Mut in Krisensituationen geben.

1996 habe ich dann meine erste Frau im Studium in Fulda kennengelernt, mit der ich vierzehn Jahre zusammen war und zwei Kinder habe. 2000 habe ich den 1. Lachclub gegründet. Der Verlauf in Kurzversion: Verliebt – erkannt, dass es nicht passt – zwei Kinder bekommen, damit alles besser wird – nicht funktioniert – Streit – Paarberatung – Trennung – Scheidung – Kampf um Umgangsrecht/Unterhalt.

Zwei Monate nach der Trennung habe ich meine jetzige wundervolle Frau Melanie kennengelernt. Wir hatten uns übrigens gegenseitig kreiert. Das erste Mal in meinem Leben hatte ich das Gefühl, einen Menschen an meiner Seite zu haben, der mich versteht und zu 100 % so annimmt, wie ich bin. Übrigens ist sie auch Wassermann.

Wir haben gemeinsam viele Veränderungen, Herausforderungen und Schicksalsschläge gemeistert. Dabei haben wir schwerwiegende Entscheidungen getroffen. So haben wir bei der Auswahl einer Wohnung nicht auf unser Herz gehört, sondern eine rationale Entscheidung getroffen, weil wir uns eine Geschichte erzählt haben. Die Folge: Wir hatten nach zwei Monaten Schimmel in unserer Wohnung und mussten ausziehen.

Ende 2010 haben wir uns trotz einer massiv finanziellen Schräglage entschieden, ein gemeinsames Kind miteinander zu bekommen. Eine Herzensentscheidung. Am 11.11.2011 kam dann unsere Tochter auf die Welt. Ein Wunder ... Sie ist ein besonderes Kind, wie sich nach und nach herausstellen sollte. Lena hat uns sechs Jahre tags und nachts mit ihrer unwiderstehlichen Stimme in Trab gehalten.

Durch die ganzen Rahmenbedingungen und Fehlentscheidungen haben wir Schulden aufgebaut und mussten eine Schuldenbereinigung machen. Was für eine Scham, sich einzugestehen, dass „Mann" es selbst nicht mehr schaffen kann. Um aus dem Schlamassel herauszukommen, hatte ich durch die Annahme von drei Beratungsaufträgen versucht, die Schulden herunterzufahren. Dies hinterließ einige Spuren an meinem Körper.

2. Wann hast du erste Anzeichen gemerkt/wahrgenommen? Was hast du getan?

Wenn ich ganz ehrlich zu mir bin, waren die ersten Anzeichen seit dem Tod meiner Mutter vorhanden. Doch 2014 kamen dann weitere Anzeichen hinzu. Ein Abszess im Afterbereich mit drei Operationen. Die Ursache dafür wurde nicht gefunden. Abszesse können, wie ich im Nachhinein geforscht hatte, Vorboten für Darmkrebs sein.

Nach diesen Operationen versuchte ich, die finanzielle und familiäre Situation etwas zu entspannen. Ich entschied mich für eine Festanstellung als Sozialpädagoge, konzentrierte mich mehr auf meine jetzige Familie. Weiterhin entschied ich mich unter der Woche zu arbeiten, um am Wochenende ganz Ehemann und Papa zu sein.

2016 wechselte ich als Arbeitsvermittler zum Jobcenter, um eine noch sicherere Einnahmequelle zu haben. Dieser Job schaffte mich, weil vieles gegen meine menschlichen Werte verstoßen hat. 2017 hatte ich häufig Blut im Stuhl und bekam zusätzlich Schuppenflechte (Autoimmunerkrankung). Mit meinem umfangreichen Gesundheitswissen meinte ich, mich selbst heilen zu können.

Zu diesem Zeitpunkt wusste ich nicht mehr, was ich machen sollte, außer krank zu werden oder auf Teilzeit zu reduzieren. Doch was tun? Nach längerem Hin und Her entschied ich mich, meinen Job beim Jobcenter auf 50 % zu reduzieren. Eine kleine Erleichterung.

Im Februar 2018 habe ich dann noch eine Vater-Kind Kur mit meiner Tochter angetreten. Zu diesem Zeitpunkt hatte ich eigentlich keine Power mehr. Trotzdem erhoffte ich mir, dass es uns neue Erkenntnisse im Umgang mit unserer Tochter bringen könnte. Meine Tochter hat in diesen drei Wochen ca. drei Nächte geschlafen. Die andere Zeit hat sie nachts geschrien und war unruhig. Ich hatte Blut im Stuhl und die Ärzte rieten mir, nach der Kur direkt eine Darmspiegelung zu machen.

Mental und körperlich ging es mir immer schlechter. Täglich wendete ich Reiki und meine Atemübungen an, ging laufen und meditierte. Meine Ernährung habe ich auf fleischlos umgestellt und statt Brot gab es für mich Haferschleim. Das hat mir alles sehr gutgetan, was aber nur ein Tropfen auf einen heißen Stein war. Eigentlich hätte ich die Kur abbrechen müssen. Aber was machte ich. Wie bis dahin normal: kämpfen.

Nach der Kur war ich zwei Wochen krank und schlapp. Zu Hause vereinbarte ich einen Termin zur Darmspiegelung und ging zu einer Heilpraktikerin, bei der ich dann eine Blutuntersuchung und die Analyse meines Stuhls veranlasst habe. Die Ergebnisse kamen eine Woche, nachdem meine Diagnose Darmkrebs gestellt wurde. Etwas spät ;)

Fünf Tage vor meiner Diagnose habe ich mit meiner Familie an Ostern 2018 gegrillt und hatte einen gesunden Appetit. Es hat mir so richtig geschmeckt ... Wie bei einer Henkersmahlzeit ...

3. Wann stand es fest? Wann war es abzusehen?

Es war schon länger abzusehen, dass etwas nicht gestimmt hat. Ganz viele Anzeichen, die mir sagten, Peter, jetzt wird es Zeit, etwas zu verändern.

Na ja, wieder zurück zum Grillen. Nach dem Grillen konnte ich gar nicht mehr auf die Toilette. Selbstbewusst nahm ich Opium C6 und aß Datteln. Der Druck im Bauch wurde von Tag zu Tag größer. Am Tag vier haben wir entschieden, einen Einlauf zu machen. Erfolglos. Meine Frau und ich spürten schon, dass etwas Schlimmeres auf dem Vormarsch ist.

Am nächsten Tag bin ich morgens zur Ärztin, die mir sagte, dass sie mir zwei Abführmittel incl. Zäpfchen verschreibe, und wenn kein Stuhl kommt, solle ich ins Krankenhaus gehen. Auch nach der Einnahme ist nichts passiert, außer dass ich massive Beschwerden bekam. Ich wusste, jetzt ist kurz vor Schluss.

Fünf Tage nach Ostern 2018 fuhr ich ins Krankenhaus und erzählte meine Geschichte. Es wurde dann nach 1,5 Stunden Blut abgenommen, wobei die Entzündungswerte enorm hoch waren.

Eine weitere Stunde später wurde eine Ultraschalluntersuchung gemacht. Dort vermutete der Assistenzarzt, dass ein Darmverschluss vorliegt. Er zog dann den Oberarzt zu Rate, der es sich anschaute und sagte, dass es nicht nur ein Darmverschluss sei. Es sei mit Sicherheit Dickdarmkrebs am Rectum. Es folgten Röntgenaufnahmen und ein CT. BAM ...

4. Wie bist du damit umgegangen? Was waren deine ersten Gedanken und folglich Taten? Vor welchen Herausforderungen standest du? Wie hast du dich gefühlt?

Mein erster Gedanke war „Fuck, wie erkläre ich dies jetzt meiner Frau" – Ich hatte Angst, ich fühlte mich schuldig, weil ich wusste, dass ich schon früher mir Hilfe hätte holen sollen. Ich dachte immer, dass ich mich mit all meinem Wissen zu Gesundheit, Immunsystem usw. selbst heilen könnte ...Tja.

Meine ersten Gefühle, die ich hatte, waren eine Mischung aus Erleichterung und Dankbarkeit. Jetzt wusste ich, dass ich die Pause und Zeit bekomme, die ich mir immer gewünscht habe. Krass, oder?

Mit einem Grummeln im Bauch rief ich meine Frau an. Sie reagierte sehr sanft und natürlich sehr aufgeregt und kam direkt ins Krankenhaus. Das Schlimmste war für mich damit vorüber.

Die zweite Herausforderung war das Gespräch mit der Oberärztin. Dort ging es darum, dass ich eine Chemotherapie machen soll.

In mir spürte ich, dass ich keine Chemo brauche. Mit Hilfe der Familie, meinen Heilern, meinem Mindset werde ich wieder gesund, war mein Gefühl. Punkt. Dies habe ich dann gesagt – woraufhin die Ärztin sagte, dass ich gerade nicht mehr zurechnungsfähig sei. Meine Frau hat ihr klargemacht, dass es ohne Bestrahlung und Chemo gehe, wenn ich das sage ... Von Anfang an war und ist Melanie eine absolut wertvolle Unterstützung in diesem Prozess.

Sie hat abends direkt unsere Freunde und Heilexperten angeschrieben, dass sie alles, was meiner Heilung entgegensteht, heilen und korrigieren dürfen. Das war für mich ein wesentlicher Grund, dass ich mit einem tiefen inneren Frieden und Vertrauen in meine erste OP gegangen bin.

In der Nacht gegen 01:30 Uhr wurde ich das erste Mal operiert. Zunächst wurde der Verschluss im Darm entfernt und ich bekam einen künstlichen Darmausgang. Zwei Wochen später wurden dann mein Krebs und einige befallene Lymphe entfernt. Innerhalb eines Jahres wurde ich acht Mal operiert bis zur Rückverlegung des Ausgangs.

Natürlich hatte ich Schmerzen. Und ja hatte ich einen künstlichen Darmausgang, und ja ist er immer wieder geplatzt. Und ja hatte ich Heilungsstörungen. Für mich war und ist es trotzdem das größte Geschenk.

Ich bin dankbar für alles: für die Medizin, meine Familie, für die Hilfe und Unterstützung auf allen Ebenen. In jedem Moment war ich voller Vertrauen, dass alles wieder gut wird. Tief in meinem Herzen wusste ich, dies ist die Chance, mein komplettes Leben auf den Kopf zu stellen. Ganz neu anfangen. Neugeburt ...

5. Welche Entscheidungen hast du aufgrund dessen getroffen (gute und weniger gute)?

Wie schon angemerkt, habe ich innerlich schon die Entscheidung getroffen, keine Chemotherapie zu machen. Da ich neugierig bin und genau wissen wollte, was es so mit der Chemo auf sich hat, habe ich mir alles angeschaut und ein intensives Gespräch mit einem Onkologen geführt.

Nach der Frage über die Heilungschancen mit oder ohne Chemo gab er uns die Antwort 50 % zu 50 %. Damit war für mich meine innere Entscheidung bestätigt.

Mit meiner Heilpraktikerin habe ich ein Blutbild (Unverträglichkeiten und vor allem zum Immunsystem) und einen Behandlungsplan erstellt. Aufgrund der Blutentnahme haben wir zum einen die natürlichen Mittel für die erhöhten B-Lymphozythen erstellt.

Es standen Mistel bzw. BioBran® MGN-3 1000 mg zur Auswahl. Ich habe mich für BioBran entschieden, weil ich ein besseres Gefühl dabei hatte. Des Weiteren habe ich OPC und Spenglersan G, Weihrauch (gegen Entzündungen und zum Ausleiten) und biomag (Regenerieren des Säurehaushalts im Darm) eingenommen.

Schon während meines ersten Krankenhausaufenthaltes habe ich die Entscheidung getroffen, meine Gewohnheiten zu ändern. Deshalb habe ich mich im Krankenhaus mit Wohnmobilen beschäftigt und direkt nach meiner Entlassung unseren Camper gekauft. Was für ein Heiler – getauft Dr. Bürstner.

Meine Ernährung habe ich auf glutenfrei und leichte vegetarische Kost umgestellt sowie jeden Tag Bewegung in der Natur.

Im letzten Schritt habe ich eine Reha in Bad Kreuznach wahrgenommen. Die Fachkräfte sind übrigens spitze und die Angebote waren wunderbar.

Ich ließ mich für weitere 1,5 Jahre krankschreiben, ging zur Krebshilfe, bekam psychoonkologische Unterstützung und nahm am Programm Pikko im Saarland teil.

6. Wie hat sich dein Leben verändert? Wie hat sich dein Umfeld verändert?

Nach meinem Krankenhausaufenthalt war ich fast jedes Wochenende mit Frau und Kind und unserem Camper unterwegs. Unsere Partnerschaft wurde auf eine neue Ebene katapultiert und vieles, was wir uns vorher nicht getraut hatten auszusprechen, kam jetzt ans Tageslicht.

Im ersten Jahr nach dem Krebs habe ich mir viel Zeit für mich genommen und im Hier und Jetzt gelebt. Mein Leben ist viel ruhiger geworden. Mit Herausforderungen gehe ich viel gelassener um.

Durch das, was passiert ist, lebe ich mein Leben bewusster, achte auf mich und die Signale meines Körpers und höre auch darauf (die meiste Zeit :).

Die Beziehung zu unserer Familie ist intensiver, ehrlicher und liebevoller geworden. Ich gehe leichter auf Menschen zu und genieße es, mit ihnen zusammen zu sein.

Beruflich habe ich mich geöffnet und auf den Weg meiner Berufung gemacht. Heute habe ich diese gefunden. Nach außen habe ich mich nach ca. einem Jahr geöffnet und auf den Weg gemacht, um herauszufinden, was mir wirklich Spaß macht. Mein Ziel war und ist, es beruflich online zu arbeiten, um frei von Raum und Zeit zu sein.

7. Was ist dadurch entstanden? Welche Erkenntnisse/Einsichten hast du gehabt? Welche persönliche Bedeutung misst du deinem Schicksalsschlag zu?

Diese Krankheit hat mein Leben absolut auf den Kopf gestellt. In meinem Leben sehe ich jetzt, was wirklich wichtig ist. Ich selbst, meine Frau, Familie, Freunde und die Menschen, die mich so wunderbar unterstützt haben und dies immer noch tun.

Solange ich hier auf der Welt bin, nehme ich nichts mehr als selbstverständlich an, sondern übe mich in tiefer Dankbarkeit, dass ich dies genauso erleben durfte. Danke auch an das Land, in dem ich lebe. Es hat mir die Zeit der Heilung auch finanziell ermöglicht.

Meine Erkenntnisse:

- „Jeder ist verantwortlich für sein Leben." Wenn ich nicht die Verantwortung für mich übernehme, kann ich keine gesunden Entscheidungen treffen.
- Kommunikation ist extrem wichtig für die innere Heilung. Ich „fresse" meine Emotionen nicht mehr in mich hinein.

- „Ich stelle mich in meinem Leben an die erste Stelle und nehme mir Zeit für mich."
- Ich muss nichts auf dieser Welt alleine schaffen. Um Hilfe und Unterstützung zu fragen, ist eine große Stärke.
- Die einzige Sicherheit, die es gibt, bin ich selbst und ich muss nichts kontrollieren.
- Ich folge meinem Herzen, egal wie verrückt meine Impulse sind.

8. Wo stehst du heute? Wie lebst du damit? Was hast du gelernt? Was hat sich verändert?

Heute bin ich gesund und mir geht es wunderbar. Ich habe keine Angst mehr zu erkranken. Meine Verdauung funktioniert prima, da ich bewusster auf meine Ernährung achte. Wenn sie mal weniger gut funktioniert, überlege ich, was ich gegessen habe, genügend getrunken, Stress? Bewegung? Kurzer Check-up und ich weiß, was ich zu tun habe. Einmal im Jahr gehe ich zu der Nachsorge (Blutentnahme, Ultraschall, Darmspiegelung, manchmal CT oder MRT). Ich mache einmal im Jahr eine Blutuntersuchung, Ultraschall und eine Darmspiegelung, manchmal mit CT oder MRT.

Ich bin ein anderer Mensch als vor vier Jahren. Ich bin bereit, alles zu verändern, Altes loszulassen, habe mehr Mut, zu mir zu stehen, und äußere meine Wahrheit mit Leichtigkeit. Ja, ich bin viel selbstbewusster, nehme viele Dinge nicht mehr persönlich, fühle mich freier, gehe auf Menschen zu. Ich liebe mich jetzt so, wie ich bin.

Jetzt folge ich mehr denn je meiner Intuition. Dinge, die ich früher aus Pflicht gemacht habe, wie Steuern, Haushalt, Waschen, Putzen, mache ich jetzt ganz bewusst und frage mich dabei, wie kann ich noch mehr Spaß dabei haben?

Zu meinem physischen Tod habe ich eine komplett neue Sicht bekommen und keine Angst mehr vor ihm. Mir ist bewusst, dass wir alle viel mehr sind als unsere Körper.

Meine Partnerschaft ist intensiver, offener, ehrlicher und bewusster geworden. Wir haben uns neu kennengelernt und unsere gemeinsame Vergangenheit reflektiert. Vor allem haben wir viel miteinander gesprochen, wie wir uns unser Leben vorstellen.

Beruflich stehe ich seit 2019 in einem spannenden Veränderungsprozess. Durch die Unterstützung eines Business Coach habe ich zwei Unternehmen gegründet, in die ich all meine Erfahrungen als Berater, Trainer und Coach für persönliche und berufliche Veränderungsprozesse mit einbringen kann. In meinem eigenen Unternehmen gebe ich Trainings, trete als Speaker z. B. zum Thema Leichtigkeit, Berufung und Freude auf Onlinekongressen und in Podcasts auf – hätte ich mir vor 2018 nie vorstellen können. Das zweite Unternehmen führe ich mit meiner Frau Melanie. Wir haben verschiedene Coachings, Berufungs- und Mindsetprogramme entwickelt. Jetzt ist es so, dass alle meine Talente, Erfahrungen und Erkenntnisse Sinn machen, die ich bis dato gesammelt habe. Yessss.

Heute beschäftige ich mich mit den Fragen: Wer bin ich? Was will ich wirklich? Für was bin ich da? Wer will ich wirklich sein? Wie soll mein Leben aussehen?

9. Was hat dir geholfen, heute da zu sein, wo du bist? Was hat dir geholfen, mental stark zu bleiben, und was hat dir Kraft gegeben? Deine TOP 5! Dein Geheimnis mentaler Stärke (Techniken, Strategien, Umfeld, Therapien, Bücher, Menschen, Vorbilder etc.)!

TOP 1

Coaching, Beratung und Unterstützung!

Mir und uns als Familie hat es enorm geholfen, uns persönlich und beruflich konstant coachen zu lassen. Du bist manchmal selbst so betriebsblind, dass du gar nicht weißt, warum du gerade ins Stocken gerätst. Du brauchst einen Spiegel und jemanden, der von außen einen Blick auf deine individuelle Situation wirft. Investiere in dich und dein Leben. Investiere in jemanden, zu dem dein Herz JA sagt und der dir einen Schritt voraus ist sowie Lösungen gefunden hat für etwas, für das du noch welche suchst.

TOP 2

Zentriere dich und nehme dir Zeit. Verschiedene Atemtechniken in Kombination mit einem inneren und bewussten Lächeln, viele energetische Techniken, wie: CQM, TCM, Theta Healing®, Aurachirurgie. Dies sind alles Möglichkeiten, um in meine Mitte zu kommen. Zentrierung und Fokus auf dich, dein Sein, den Moment. Eine kleine Übung: Lächle mindestens 90 sec., schließe am besten die Augen und atme dabei tief in dein Herz ein. Halte den Atem kurz an und atme langsam durch die Nase aus (dabei entlässt du allen Ballast).

TOP 3

Dankbarkeit, Selbstanerkennung/Selbstliebe/Selbstvergebung. Dankbarkeit und Freude sind die Energiefrequenzen, die mich und dich in den Flow bringen. Sie stärken dein Vertrauen. Sie stärken Körper, Geist und Seele. Die Wertschätzung von sich, seinem Körper, seinem Menschsein ist ein Zeichen der Dankbarkeit für die Schöpfung. Übung: Mehrmals täglich sagen: Ich erkenne mich an, dass ich heute z.B. mein Bedürfnis nach Entspannung geäußert und umgesetzt habe.

TOP 4

Ausmisten und Reinigung des eigenen Lebens innen wie außen.

Lenke den Fokus auf das, was dir wirklich guttut, und handle danach. Keine Nachrichten, Tagesschau, gewalttätige Filme, negative Diskussionen, Menschen, die mir nicht guttun. Materialien, Kleider, Dinge, die dir Energie ziehen, aussortieren und in Dankbarkeit entlassen.

TOP 5

Raus aus dem Bewertungssystem, den Verurteilungen von dir selbst, von anderen, von Situationen. Wir sind sowas von fehlprogrammiert. Stell dir mal die Frage: Wie würde mein Leben aussehen, wenn ich andere Menschen, Situationen nicht ständig bewerten würde? Wir unterscheiden ständig zwischen gut und schlecht, das musst du tun, das darfst du nicht, usw. Wie würde unsere Welt aussehen, wenn es keine Vorurteile, vorgefertigte Annahmen mehr gäbe?

10. Wenn du die Zeit zurückdrehen könntest, würdest du etwas anders machen? Wenn ja, was (Entscheidung, Handlung, etc.)?

NEIN. Ich würde nichts anders machen, weil ich all diese Erfahrungen in diesem Leben machen wollte. Das weiß ich jetzt. Alles ist Teil meines einzigartigen Lebens und nichts, aber auch gar nichts möchte ich missen. Es macht alles Sinn. Natürlich hätte ich mir im Nachhinein gewünscht, mir den ganzen Stress, die Schuld- und Schamgefühle und Minderwertigkeitsgefühle erspart zu haben. Aber wie könnte ich jetzt so eine tiefe Liebe und Gelassenheit mir und dem Leben gegenüber haben, wenn ich diese krassen Erlebnisse nicht gehabt hätte.

Ich empfinde eine tiefe Dankbarkeit und Demut meinem Leben, dem Leben anderer, der Natur, den Tieren, den Pflanzen und jeglichen Lebewesen gegenüber sowie dem Universum.

11. Abschlussfragen: Wie siehst du deine Zukunft? (Kurze Antworten)

a) **Was ist deine Vision?**

Meine Vision ist es, das zu tun, was mir wirklich Spaß macht, und das frei von Raum und Zeit. Ich inspiriere Tausende von Menschen, damit sie genau das machen, was ihr Herz ihnen sagt. Ich will in einer Welt ohne Bewertungen, Vorurteile leben und verhelfe vielen Menschen dazu, ihre Wahrheit zu leben, ohne andere dabei abzuwerten. So leben wir alle in der Fülle, im größten Potenzial und sind der größte Beitrag für die Welt.

b) Wie ist dein Lebenssinn?

Ich lebe das Leben bewusst mit seinen vielfältigen Facetten. Ich bin neugierig wie ein Kind und kreiere mir mein Leben so, wie ich es mir wirklich wünsche. Genau das will ich andere lehren und ihnen Vorbild sein. Alles ist möglich. Mir bewusst sein, dass ich und jeder Mensch seine Wahrheit lebt und seine eigene Macht erkennt.

c) Dein Lebensmotto?

Lebe dein Leben jetzt mit deinen Talenten, mit den Eigenschaften eines Kindes. Spielerisch, voller Freude, Dankbarkeit und bedingungsloser Liebe.

d) Wenn du deinem damaligen Ich am Anfang deiner Krise drei Tipps mitgeben könntest, welche wären es?

Tipp 1

Werde dir bewusst: Du bist einzigartig und göttlich, unsterblich und wundervoll. Du bist der Schöpfer deines Lebens, also lebe danach. Du alleine trägst die Verantwortung für dein Leben, dein Denken, dein Fühlen und Handeln. Lebe DEIN Leben. Dabei ist es scheißegal, was die anderen denken oder sagen. Dies ist ihre Verantwortung.

Tipp 2

Spreche das aus, was du fühlst, deine Bedürfnisse, deine Wahrheit. Vertraue in das Leben und wisse, dass du nie allein bist. Frage andere um Hilfe. Das ist ein Akt der Stärke.

Tipp 3

Vergiss deine Gedanken. Die meisten sind sowas von unnötig und halten dich klein. Das musst du, das darfst du nicht, das ist gut und das ist schlecht... Alles ist o.k. Stell dir jeden Tag die Fragen: Wie willst du wirklich dein Leben leben? Wer und wie willst du wirklich sein? Denken, Handeln, Fühlen?

e) So kannst du mit mir Kontakt aufnehmen

https://liedleoaching.com – Energetische Heilung, Berufung, Mindset

https://peterjanliedle.de – Coaching unlimited und mehr

kontakt@peterjanliedle.de

Youtube Kanal über Krebs, Heilung uvm: https://bit.ly/peterswelt

Youtube Kanal Berufung: https://bit.ly/YT-Berufung

Facebook Gruppe Berufung: https://bit.ly/BerufungTraumjob

Instagram: https://www.instagram.com/liedlecoaching

Grenzensprenger/Wahrheitsfinder/Freudecreateur

Peter Liedle

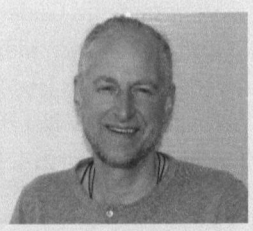

Peter Liedle unterstützt seit über zwanzig Jahren als Trainer, Coach und Speaker Menschen dabei, ihre Berufung, Bestimmung und Wahrheit zu leben, sich zur Nr. 1 in ihrem Leben zu machen. Er hat dabei Coaching- und Energieprogramme entwickelt, in denen er zeigt und lehrt, wie Menschen ihre inneren Grenzen, Glaubensmuster, Ängste und Schamgefühle sprengen können. Peter ist Vater von drei Kindern und erkrankte selbst 2018 mit 45 Jahren nach einigen Schicksalsschlägen und großen Herausforderungen an Darmkrebs im 2. Stadium. Durch seine mentale Stärke und seine Erfahrung konnte er sich wieder sein Leben zurückholen. Er gibt jetzt auch all diese Erfahrungen über seinen Weg der Heilung authentisch, humorvoll und mit tiefer Menschlichkeit weiter.

Was wenn plötzlich der ganze Körper nur schmerzt

Profi-Fußballer René Müller über Autoimmunerkrankung

Es ist Donnerstag, der 02.06.2022. Ich habe gerade meine Zusage gegeben, an diesem tollen Buchprojekt als Co-Autor mitzuwirken. Ein Gefühl von Euphorie keimt in mir auf, aber gleichzeitig auch ein Gefühl von: Wie soll ich meine Story in sprachlichen Emotionen ausdrücken? Ich bin weder Schriftsteller noch Autor. Ich bin eher „Mundwerker als Handwerker". Nach einer kurzen Schockstarre kam mir dann eine Idee wie aus heiterem Himmel in den Kopf geschossen. Ich lasse mich interviewen. Es war mir sofort klar, für dieses Interview gibt es nur eine Person, die mich interviewen kann – Meine Mutter –

Ich rief sie an und sagte: **Mama hast du Zeit – können wir reden?**

Ich schilderte ihr die Grundidee des Buches und fügte hinzu: „Seit meiner schicksalshaften Erkrankung ist einige Zeit vergangen. Jetzt würde ich es gerne mit dir in Form eines Interviews Revue passieren lassen. Du bist nicht nur meine Mutter, sondern durch deine jahrelange journalistische Arbeit beim Radio dafür prädestiniert." Sie war sofort einverstanden. Darüber hinaus kennt meine Mutter mich so gut wie kein anderer Mensch auf dieser Welt. Unsere geistige und seelische Verbindung macht es mir leichter, über meine tiefsten Gefühle zu sprechen. Sie waren während der Krankheit von Ängsten, Naivität, Hochmut und Zerrissenheit geprägt. Doch der Reihe nach. Keine drei Tage später saßen meine Mutter und ich bei mir zu Hause am Tisch bei Kaffee und Kuchen. Direkt zu Beginn unseres Gesprächs stellt meine Mama mir eine Frage, die mich direkt in die Jahre vor meiner Erkrankung zurückbeamte.

1. „Fangen wir mit dem Leben vor deinem Schicksalsschlag an.

Wie zufrieden warst du damals mit deinem Leben?"

Eigentlich hatte ich alles, was ich für ein glückliches Leben brauchte. Eine gesunde Familie, ich hatte mein Hobby – Fußball – zum Beruf gemacht und, mal abgesehen von den ganzen Verletzungen als Profifußballer, war es auch um meine Gesundheit ganz gut bestellt.

Oberflächlich betrachtet lief fast alles ausgezeichnet. Meine hohe Erwartungshaltung an mich versuchte ich auf allen Ebenen immer zu erfüllen. Als Profifußballer schaute ich immer mit einem Auge auf mein Umfeld, um zu registrieren, wie ich wirke, schließlich wollte ich als „Profi" auch wahrgenommen werden. Und das hieß für mich: keine Schwäche zeigen, sondern immer sehr konsequent und zielstrebig seinen vermeintlichen Erfolgsweg im Leben weitergehen. Die Erkenntnis, dass zu dem persönlichen Lebensweg auch immer Höhen und Tiefen gehören, war für mich als „Berufsperfektionist" nur schwer zu akzeptieren. Ich erinnere mich an ein Spiel in der zweiten Fußballbundesliga, wo ich mir meinen Fuß nach einem Bänderriss mit einem Narkosemittel habe taub spritzen lassen, um den Schmerz beim Schießen nicht zu spüren. Während meiner elfjährigen Fußballerkarriere mutierte ich zum Künstler, eine Fassade aufzubauen. Durch diese Maske konnten nur ganz wenige Menschen meine Verletzlichkeit sehen und spüren. Von Schlafmitteln und unendlich vielen Schmerzmitteln wissen die meisten meiner Wegbegleiter nichts. Dennoch, wie gesagt, rein äußerlich betrachtet war mein Leben vollkommen in Ordnung. Im Anschluss an meine aktive Zeit als Fußballprofi absolvierte ich ein Studium zum Sportfachwirt (IHK) und absolvierte meine Trainerausbildung bis zur höchsten Ausbildungsstufe, dem Fußballlehrer.

„Welchen gesundheitlichen Preis hast du bereits damals für deinen Traum, Fußballprofi zu sein, gezahlt?"

Vor meiner Zeit als Fußballprofi hatte ich schon zwei Knieoperationen und einen Mittelfußbruch. Ich habe es sogar geschafft, mir beim Melden in der Schule den Oberarm zu brechen. Oh, Mama, du warst wahrlich nicht zu beneiden (Mama *und René lachen*). Es gab aber auch während meiner aktiven Zeit als Fußballprofi diverse gesundheitliche Rückschläge. Schwere Verletzungen wie zum Beispiel Knochenbrüche an den Fingern, den Zehen und dem Handgelenk, mehrere Bandscheibenvorfälle, Knieoperationen, unzählige Bänderrisse im Fußgelenk, zwangen mich immer wieder zu unfreiwilligen Wettkampfpausen. Doch ich war und wollte „Profi" sein und da gab es nur einen Weg für mich: einmal mehr aufstehen als andere. Die Problematik aus heutiger Sicht war meine Ungeduld. Ich weiß nicht, wie häufig ich Verletzungen nicht richtig auskuriert habe. Ich habe meinem Körper unbewusst einiges zugemutet und abverlangt. Glaubenssätze wie: „Zieh das durch", „Sei stark", „Du musst jetzt aber" ... waren in meinem Kopf an der Tagesordnung. In dem Zusammenhang fällt mir eine schwere Kopfverletzung ein, die ich mir bei meiner Station bei RW Erfurt zugezogen hatte. Die Diagnose: Augenhöhle angebrochen, doppelter Jochbeinbruch. Auch hier habe ich entgegen dem Rat der Ärzte viel zu früh angefangen zu trainieren und zu spielen.

Wochenlang habe ich mit einer Carbon-Gesichtsmaske Fußball gespielt und schlussendlich sind wir mit der Mannschaft in die 2. Bundesliga aufgestiegen.

Das war selbstverständlich für mein damaliges ICH, eine willkommene Bestätigung, ein völlig verzerrtes Bild der Realität.

2. Wann hast du erste Anzeichen gemerkt/wahrgenommen? Was hast du getan?

„René, diese ganzen Blessuren liegen weit hinter dir. Wann hast du erstmals gespürt, dass in deinem Körper in Bezug auf deine im September 2017 diagnostizierte Erkrankung etwas abläuft, was du nicht zuordnen konntest?"

Das war im Juni 2017 auf einer Urlaubsanreise nach Kroatien. Ich wollte in Österreich mit meiner Familie frühstücken und beim Aussteigen aus dem Auto dachte ich nur: Komisch, dein Körper fühlt sich völlig steif an. Ich fragte mich: „Warum schmerzen mich die Arme und der Nacken so sehr? Wieso kann ich mich nicht frei bewegen?" Während des Urlaubs legten sich die Beschwerden spürbar. Im Nachhinein betrachtet war das ein erstes Signal meiner wesentlich später diagnostizierten Autoimmunerkrankung.

3. Wann stand es fest? War es abzusehen oder kam es aus heiterem Himmel?

„Nach dem Urlaub hast du bei Arminia Bielefeld als Trainer angefangen, ohne Beschwerden?"

Zu Beginn meiner Tätigkeit, Ende Juni 2017, habe ich nichts spürbar wahrgenommen. Doch dann kam für mich ein ziemlich heftiges Ereignis. Es war ein toller Sommertag, strahlend blauer Himmel, richtig schön warm. Mit dem Geruch von frisch gemähtem Rasen in der Nase baute ich unsere Trainingsübungen auf dem Spielfeld auf. Dann passierte es, beim Reinrammen einer Eckfahne in den

Boden durchfuhr mich ein so stechender Schmerz in der Schulter meines rechten Arms, den ich in der Form nicht kannte. Tränen schossen mir in die Augen. Einen kurzen Moment später, als sich der Schmerz ein wenig beruhigt hatte, nahm ich die die Eckfahne in die linke Hand und startete erneut den Versuch, sie in die Erde zu rammen. Das Ergebnis: Auch hier durchfuhr mich ein unsagbarer Schmerz in der Schulter und im Nackenbereich. Ich war wie paralysiert, da ich mir diese Art von Schmerzen so nicht erklären konnte.

„Verging der Schmerz wieder wie im Kroatienurlaub?"

Nein. Heute, mit mehr Distanz, kann ich sagen, dass ich mir direkt am Anfang mein Unwohlsein ganz und gar nicht eingestanden habe. Ich hatte tagelang Schwierigkeiten, morgens nach dem Aufstehen in die Gänge zu kommen. Abgeschlagenheit, totale Bewegungseinschränkungen und permanente unterschwellige Schmerzen waren meine stetigen Begleiter. Dieses körperliche Unwohlsein habe ich damals als „na ja, so kann man sich eben mal fühlen" abgetan.

„Angst hat dir der körperliche Zustand nicht gemacht?"

Nein. Am Anfang nicht. Du weißt ja, Mama: „Zieh durch", „Sei stark", „Das geht schon wieder weg". Da waren sie wieder, meine Antreiber, die mich ja auch schon ziemlich weit gebracht hatten in meinem Leben. Allerdings kamen die „schmerzhaften Einschläge" immer häufiger. Nachdem ich mich erst einmal ausgiebig mit „Doktor Internet" auseinandergesetzt hatte, ging ich schließlich doch zu meinem Hausarzt. Seine Diagnose: „Überlastungssyndrom". Seiner Meinung nach sollte das im Krankenhaus abgeklärt werden. Inzwischen hatten wir Juli, es stand noch ein Kurztrip mit der Familie nach Mallorca an. Dort verschlechterte sich mein Zustand dermaßen, dass ich meinen Körper nur noch unter Schmerzen bewegen konnte. Meine Frau sagte mir beim Frühstück, dass ich im Schlaf geweint hätte.

4. Wie bist du damit umgegangen? Was waren deine ersten Gedanken und folglich Taten? Vor welchen Herausforderungen standest du? Wie hast du dich gefühlt?

„Wie hast du darauf reagiert?"

Ich habe meine tägliche Dosis Schmerztabletten innerhalb kürzester Zeit auf das Vierfache erhöht. Allerdings erfolglos.

Mittlerweile war ich an einem Punkt, wo die Schmerzen mich eigentlich über den gesamten Tag begleitet haben. Morgens nach dem Aufstehen und nachts war es am heftigsten.

5. Welche Entscheidungen hast du auf Grund dessen getroffen? (gute und weniger gute)

„Bist du nach dem Urlaub ins Krankenhaus"?

Nein. Auf Empfehlung habe ich erst einmal den Arzt gewechselt. Er riet mir, drei Tage lang meine Beschwerden aufzuschreiben und dann wieder in die Praxis zu kommen. Mein Protokoll: Schmerzen im Nacken, in den Schultern, in den Armen, in den Beinen und am Beckenkamm.

Die vorläufige Diagnose des Arztes lautete: Herr Müller, Sie sind ein durchtrainierter Sportler, aber ich vermute, dass Sie eine Entzündung im Körper haben. Wo, kann ich ihnen noch nicht sagen.

„Hast du während dieser Zeit noch deinen Trainerjob ausgeübt?"

Na klar, schließlich fühlte ich mich doch immer noch als „Profi", Schwäche auf der Berufsebene zu zeigen war für mich zu dem Zeitpunkt überhaupt keine Option. Geöffnet habe ich mich schließlich nur meiner Frau und meiner Familie gegenüber. Die bekamen natürlich auch mit, dass ich mir nur unter größter Anstrengung die Haare kämmen, die Zähne putzen und die Socken anziehen konnte. Zu allem Übel stand dann auch noch der Aufenthalt mit der U23 von Arminia Bielefeld in einem Trainingslager auf dem Programm. Hier hab ich mich zum ersten Mal gefragt, wie ich das körperlich schaffen soll.

Nach drei sehr intensiven Tagen der Schauspielerei bin ich direkt am darauffolgenden Montag wieder zu meinem Arzt gefahren.

Er schlug mir eine kurzfristige Behandlung mit Kortison in Form einer Injektion vor, um herauszufinden, ob mein Körper darauf reagiert, da mittlerweile kein normalgängiges Schmerzmittel meine Symptome spürbar lindern konnte. Der Behandlung habe ich zugestimmt.

„Wie fühlte sich das für dich an?"

Ich hab den Arzt angerufen und ihm gesagt, dass der Schmerz zwar nicht ganz weg ist, ich aber dieses Gefühl der Schmerzlinderung kaum fassen kann.

Was ich ihm schilderte, hörte sich für ihn gut an, allerdings sagte er mir, dass es sich vermutlich um eine rheumatische Erkrankung handeln könnte, die unbedingt im Krankenhaus abgeklärt werden müsse.

Er gab mir eine weitere Kortisonspritze. Diesmal allerdings mit dem Hinweis, dass die Beschwerden danach stärker werden könnten, wenn die Wirkung des Kortisons nachlässt. Mir war alles recht, Hauptsache die Schmerzen wurden erträglicher.

„Und was passierte dann?"

Ja, die Spritze hatte ich am Freitag bekommen. Am Samstagabend vor dem ersten Saisonspiel der U23, konnte ich mich kaum noch rühren. Ich stand vom Sofa auf und fühlte mich wie ein Roboter. Nichts ging mehr.

Dabei hatte ich nur einen Gedanken, ich muss morgen am Spielfeldrand stehen. Das Spiel fand in Haltern am See statt, also

musste ich zudem eine lange Busfahrt irgendwie überstehen. Um es kurz zu sagen: Es war für mich eine fast unlösbare Herausforderung.

Zu diesem Zeitpunkt lag mein Augenmerk immer noch nicht auf meinem Körper. Viel wichtiger erschien es mir, den „starken", den „mich-hält-nichts-auf-René" zu zeigen. Heute glaube ich, das war zu dem damaligen Zeitpunkt das Abbild meiner Persönlichkeit und spiegelte genau das Verhalten wider, was ich von mir selbst erwartet habe.

„War denn jetzt endlich die Entscheidung für den Krankenhausaufenthalt gefallen?"

Na ja, es gab schon noch ein paar Dinge, die ich erst einmal regeln musste. Unter anderem war es mir wichtig, das Training meiner Mannschaft am Montagabend zu leiten. Heute kann ich nur den Kopf über mich selbst schütteln ... Einen Tag später wurde ich dann als Notfall in das Krankenhaus eingeliefert.

„Bevor wir darauf eingehen, würde ich gerne noch von dir wissen, warum du geglaubt hast, immer stark sein zu müssen?"

Heute kann ich sagen, dass es mehrere Gründe gab. Zum einen sind es die schon mehrfach erwähnten Glaubenssätze, die sich im Verlauf der Jahre auch aus der Kindheitsprägung mitentwickelt haben. Diese Muster hatten Bestand bei mir.

Hinzu kommt der eigene Antrieb, immer das Beste zu geben. Das liegt offenbar in meiner Natur, auch über meine Grenzen hinauszugehen.

Sicherlich spielen auch Versagensängste eine Rolle. Nach meiner Freistellung als Cheftrainer des SC Paderborn 07 wollte ich ja mir und auch dem gesamten Umfeld beweisen, dass ich ein guter Trainer bin.

Da passte so eine gesundheitliche Schwäche einfach nicht ins Bild. Das Ganze passierte aber bei mir völlig unterbewusst. Deswegen sage ich ja auch heute ganz häufig, es ist ein absoluter mentaler Booster, wenn wir es schaffen, uns unsere unbewussten Muster bewusst machen. All das habe ich aber auch erst viel, viel später durch unzählige Gespräche mit Ärzten, erfahrenen Coaches, Psychologen und diverse Weiterbildungen erfahren dürfen.

„Kommen wir jetzt zum Krankenhausaufenthalt?"

Selbst hier habe ich meinen inneren Antrieb des Perfektionisten nicht ruhen lassen. Es gab noch gar keine Diagnose, aber meine Nachricht für meinen Arbeitgeber lautete: Es wird alles gut. Ich bin schnell wieder auf dem Damm. Ausgestattet mit Laptop und Handy wurde ich schließlich auch den Anforderungen meines Jobs als Fußballtrainer im Krankenbett gerecht.

Die Tragweite meiner Erkrankung war mir immer noch nicht bewusst. Als ich morgens auf der Übergangsstation gefragt wurde, ob ich vor der Verlegung noch duschen möchte, sagte ich ja. Obwohl ich kaum laufen konnte, lehnte ich auf dem Weg dorthin unter größter Anstrengung jegliche Hilfe ab.

Das Ende vom Lied, ich wurde mit dem Rollstuhl aus der Dusche gefahren. Was folgte, waren diverse ganz spezielle Untersuchungen. Nach einer solchen Untersuchung versammelte sich gut eine Handvoll Ärzte in meinem Zimmer, um mir zu sagen, dass die Wahrscheinlichkeit ziemlich hoch ist, dass ich unter einer Autoimmunerkrankung leide. Um mögliche Schäden an Gefäßen zu vermeiden, würden sie mir jetzt hochdosiert Kortison verabreichen. Außerdem würden zwei Tage später mittels spezieller MRT-Aufnahmen Arterien sichtbar dargestellt. Erst vor dieser Untersuchung fing ich an, mir langsam ernste Gedanken über meine Erkrankung zu machen. Dennoch „mimte" ich nach außen noch den Spaßvogel. Klar, ich wollte mir doch meine zunehmende Angst nicht ansehen lassen.

Als Sinnbild fällt mir in diesem Zusammenhang meine Reaktion in der speziellen Radiologischen Abteilung ein: Während mir das radioaktive Mittel gespritzt wurde, ich am Tropf hing und fast liebevoll zugedeckt wurde, stellte ich lachend fest, dass es so ja ganz gemütlich sei und eigentlich nur

noch ein guter Film fehle. In diesem Raum lagen mehrere Patienten. Es gab aber keine Reaktion. Der Einzige, der in dem Moment lachte, war ich.

„Wie hast du das Ergebnis der Untersuchung aufgenommen?"

Der Oberarzt kam und sagte mir: Herr Müller Ihr ganzer Körper ist krebszellenfrei. Ich fiel rücklings auf einen Stuhl und fragte: Wie meinen Sie das denn? Na, dass wir froh sind, dass wir das nicht festgestellt haben. Plötzlich war mir klar, wo ich da lag, denn das Wort Krebs hatte zuvor niemand ausgesprochen. Ok, dann bin ich also gesund? Nein, ganz im Gegenteil, aber das Gespräch wird später der Professor mit Ihnen führen.

„Wie ist das Gespräch abgelaufen?"

Das Wichtigste in diesem Moment vor dem Gespräch war das Gefühl, dass ich nicht alleine war. Meine Frau und meine Tochter waren bei dem Gespräch mit dem Professor dabei.

Die Aufklärung fand detailliert und sachlich statt. Das Ergebnis: Ich habe eine Gefäßerkrankung. Alle Muskelgruppen vom Kopf abwärts zu den Gelenken sind entzündet. Zudem sind Ihre Arterien an den Schläfen von innen leicht verdickt. Ihre Erkrankung heißt Polymyalgia rheumatica und Arteriitis temporalis.

„Wie war daraufhin deine Reaktion?"

Das ist doch schon mal super, denn jetzt wissen wir endlich, was ich für eine Krankheit habe! Die Reaktion des Professors: Das sehen wir auch so, wir werden sie jetzt medikamentös einstellen, dann werden wir das gemeinsam gut hinbekommen, so der Professor. Ich hatte sofort meinen Terminkalender im Kopf und reagierte entsprechend: Heute ist Mittwoch, bis Sonntag, dann ist das nächste Spiel meiner Mannschaft, das kriegen wir hin. Das war der Moment, wo sich der Professor einen Stuhl nahm und sich direkt vor mich setzte.

Herr Müller, Sie haben eine schwerwiegende Erkrankung, die ein Mann Anfang vierzig äußerst selten bekommt. Woran es bei Ihnen liegt, kann ich nur mutmaßen, sie hatten extrem viel Stress, haben viel erlebt als Leistungssportler. Fakt ist, Sie fallen nicht Tage oder Wochen, sondern Monate aus. Er riet mir zudem, meine Haltung zum Leben zu verändern. Dafür gäbe es verschiedene Möglichkeiten, zum Beispiel eine psychologische Betreuung, eine Ernährungsberatung.

Jetzt war der Zeitpunkt gekommen, wo ich mich wirklich gefragt habe, reden wir jetzt immer noch über mich?

Das zu akzeptieren hat erst einmal gedauert.

6. Wie hat sich dein Leben verändern? Wie hat sich dein Umfeld verändert?

„Kannst du dich noch an die erste gravierende Entscheidung, dein Leben verändern zu wollen, erinnern?"

Ich war zu dem Zeitpunkt noch nicht in der Lage, meine Art zu leben zu reflektieren, geschweige denn zu verändern. Ich war aber bereit, sofort Maßnahmen umzusetzen, die bei meiner Genesung helfen. Da fällt mir das Gespräch mit der Ernährungsberaterin ein. Sie besuchte mich noch während meines Krankenhausaufenthaltes. Ich bekam eine Broschüre, wonach ich mich ernähren sollte, um meine Autoimmunerkrankung nicht zusätzlich mit Lebensmitteln zu „füttern", die Entzündungsprozesse unterstützen. Eine Woche später fragte mich die Ernährungsberaterin, ob ich alles verstanden hätte und nun bereit für die Umsetzung wäre. Ich erwiderte ihr, dass ich schon angefangen habe und ich alles umgesetzt habe, was in dem Ratgeber steht.

Völlig verwundert hat sie mich angeschaut: Wie alles? Auf Ihrem Speiseplan steht ab sofort kein Schweinefleisch, kein Getreide mehr und auch keine Milchprodukte?

Genau! Kommentar der Ernährungsberaterin: „Das habe ich noch nie erlebt, Sie sind aber sehr extrem!" Mein Kommentar: Ich bin extrem gut in der Umsetzung, wenn es heißt, mach das! In diesem Gespräch wurde mir erstmalig dieses Muster bewusst: Viel in meinem Leben läuft immer in extremer Ausprägung ab.

7. Was ist dadurch entstanden? Welche Erkenntnisse/Einsichten hast du gehabt? Welche persönliche Bedeutung misst du deinem Schicksalsschlag zu?

„Wie veränderte sich daraufhin deine Beziehung zu dir?"

Ich fing an, über meine Zeit der Erkrankung Tagebuch zu führen. In diesem Buch sind Aspekte niedergeschrieben, wie ich mich an manchen Tagen gefühlt habe, welche Symptome ich verspürt habe, welche und wie viel Medikamente ich zu welchem Zeitpunkt eingenommen habe. Es sind aber auch mentale Break-Downs erfasst. Genauso habe ich mein persönliches Verhalten aufgeschrieben, wenn ich mich mal wieder in Richtung „Perfektionismus und mehr als 100 % geben" ertappt habe. Beim Schreiben flossen mir die Gedanken, Erkenntnisse und auch viele „blinde Flecken", die mich in meiner Persönlichkeit geprägt haben, förmlich aus der

Hand. Ich begann tiefer und inniger in mich hineinzuhorchen und meine wahren Gefühle zu spüren.

8. Wo stehst du heute? Wie lebst du damit? Was hast du gelernt? Was hat sich verändert?

„War das der Start in ein neues Leben?"

Ja, tatsächlich habe ich mich nach dem Krankenhausaufenthalt auf den Weg gemacht. Einer meiner ersten Leitsätze war: „Stelle dir die richtigen Fragen und du wirst die Antwort in dir selbst finden."

„Wie kann ich mir das vorstellen? Hast du mit deinem inneren ICH gesprochen?"

Ja, so kann man diesen Prozess beschreiben. Heute verwende ich dafür, dank eines Coaches, die Begriffe Innen-ICH und Außen-ICH. Bevor ich diesen Dialog mit mir persönlich führen konnte, musste ich erst einmal lernen, diese Stimme in mir wieder zu hören. Mir klarmachen, dass diese Stimme, sprich meine Intuition, es ja gut mit mir meint. Der erste Weg dorthin war, dass ich mich zu Hause vor den Spiegel gestellt und gesagt habe: Ich beerdige das Wort Schuld. Ich treffe mit mir persönlich die Vereinbarung: Keiner ist schuld!

Dafür entscheide ich mich für den Begriff der Verantwortung: Ich übernehme die volle Verantwortung für alles, was in meinem bisherigen Leben war, was ist und was in meinem Leben noch kommen wird. Diese Stimme mit genau diesen Worten kam ohne vorheriges Überlegen, ohne bewusstes Nachdenken einfach aus mir heraus. Diesen und keinen ANDEREN Weg wollte ich künftig gehen und ich gehe ihn bis heute. Geholfen haben mir intensive Gespräche mit meiner Familie, Coachings, Seminare, Weiterbildung zum Mental Coach und auch ganz viel Literatur zum Thema Persönlichkeitsentwicklung und positiver Psychologie. Aber es blieb ein Kampf, da ich ein starkes Medikament in Form einer wöchentlichen Injektion gegen mein fehlgeleitetes Immunsystem nehmen musste. Dies hatte zur Folge, dass meine grundsätzlich lebensbejahende Haltung völlig ins Negative fiel und ich jetzt auch noch gegen beginnende Depressionen kämpfen musste. Diese Hürde hatte es in sich, ich habe phasenweise total die Balance zwischen Freude, Lust und Traurigkeit und Niedergeschlagenheit verloren. Mir war klar, dauerhaft und langfristig sind Kortison und die immunsuppressiven Medikamente keine Lösung für mich.

So wollte und konnte ich nicht leben.

9. Was hat dir geholfen heute da zu sein, wo du bist? Was hat dir geholfen, mental stark zu bleiben und was hat dir Kraft gegeben?

„Wie hast du darauf reagiert?"

Ich habe mich erneut auf die Suche nach Menschen gemacht, die mir helfen sollten. Ich bin ganz viele alternative Wege gegangen. Zum Beispiel habe ich eine georgische Heilerin aufgesucht. Dieser Dame brauchte ich überhaupt nichts zu sagen, sie wusste alles über mich und meinen körperlichen Zustand. Das war echt beeindruckend. Ich habe mein Blut noch einmal speziell mittels eines Dunkelfeldmikroskops untersuchen lassen.

Ich hatte nur ein Ziel: gesund werden und nicht nur symptomfrei bleiben. Mein Ziel war es, ein zufriedenes Leben, ohne die starken Medikamente zu führen. Mir war immer bewusst, diese Art der Medikamente beheben nur meine Symptome, aber ich komme damit nicht an die Ursache meiner Probleme. Meine lange Suche nach einer Lösung war aber schlussendlich erfolgreich. Im März 2019 bekam ich einen Tipp aus meinem Umfeld. Ich begab mich in Behandlung bei Prof. Dr. Elmar Wienecke. Ich habe bei ihm dann eine sogenannte Mikronährstofftherapie durchgeführt. Kurz gesagt, ich habe unter anderem mein Blut intrazellulär, also direkt in der Zelle, auf mögliche Mangelerscheinungen untersuchen lassen.

Des Weiteren habe ich meinen Energiestoffwechsel untersuchen lassen und ich habe ein Cortisol-Stressprofil erstellen lassen. Das Ziel dieser regulatorischen Maßnahmen war, herauszufinden, was meinem Körper an Mikronährstoffen fehlt. Nach einer eingehenden und sehr detaillierten Analyse wurden mir die unterschiedlichsten Präparate empfohlen. Unter andrem: Omega 3, Vitamin D3, Vitamin B12, Aminosäuren, 5-http Griffonia und Magnesium. Ganz wichtig ist es zu erwähnen, dass es hier nicht um Produktverkauf ging! Das Besondere bei dieser Untersuchung war, dass meine Parameter in einer Datenbank mit anderen Personen in meiner Altersklasse verglichen wurden. Im Anschluss wurde anhand meines Krankheitsbildes und meiner abgenommenen Blutwerte, des Ergebnisses meines Energiestoffwechsels bestimmt, wie hoch die Dosierung der oben aufgeführten Präparate sein soll. Dazu gab es eine personifizierte, individuell auf meinen Bedarf abgestimmte Rezeptur an Mikronährstoffen. Ich habe es dank der Mikronährstofftherapie und der tatkräftigen Unterstützung von Prof. Dr. Elmar Wienecke geschafft, innerhalb von zehn Monaten alle Medikamente langsam auszuschleichen. Seit dem 01.01.2020 nehme ich keine Medikamente mehr ein. Heute kann ich fast jede Sportart ausführen, die mir während meiner Erkrankungszeit kein Mensch mehr zugetraut hätte. Ich muss natürlich auch nach wie vor gut auf mich achten und mich rein körperlich nicht mehr bis zum letzten Schweißtropfen auspowern.

„Wie wichtig war diese Erkenntnis für dich?"

Mir wurde klar: Ich muss mich noch besser wahrnehmen und in mich hineinhorchen. Aus heutiger Sicht weiß ich, was damals anfing abzulaufen. So langsam kehrte die Herz- Kopf Verbindung – mein Urvertrauen – zu mir zurück. Ich fing an, bewusst zu fragen: Wie fühle ich mich gerade? Wo blockiere ich? Wo genau nehme ich das wahr?

Das war der Prozess, in dem ich mich fast ausschließlich meinem Innen-ICH gewidmet habe.

Darüber habe ich mein Bauchgefühl wieder gefunden, ich möchte sagen, so bin ich zum Entdecker meiner selbst geworden.

Ich fing an, alle Begriffe mit dem Wörtchen „Selbst" in den Vordergrund zu stellen: Selbstachtung – Selbstvertrauen – Selbstliebe – Selbstfürsorge. Fazit: „Ich bin die Hauptfigur in meinem Leben und ich hab mich lieb ."

„Fühltest du dich dabei egoistisch?"

Nein, denn Egoismus ist immer etwas, wo ich mich bewusst gegen einen Menschen entscheide und dieser Person auch Schaden durch mein Verhalten zufügen will. Selbstliebe ist immer eine Entscheidung für mich und in dem Moment der richtige Weg, wo es sich für mich gut anfühlt.

„Was sind für dich die Lehren aus dieser Zeit?"

Das Leben ist für mich eine unfassbare abwechslungsreiche Reise mit Höhen und Tiefen, mit Lachen und Weinen. Meine größte Lehre aus dieser Zeit ist: Pass gut auf dich auf! Kümmere dich gut um dich. Du bist die Hauptfigur in deinem Leben. Ich habe ganz lange Zeit ein Leben in einem ungesunden und in einer selbstzerstörerischen Art und Weise gelebt. Mir während der Zeit der Erkrankung meiner Stärken und meiner Herausforderungen bewusst zu werden, ist tatsächlich ein großes Geschenk gewesen. Jetzt habe ich die Chance, jeden Tag genau hinzuschauen, wo ich mich vielleicht ein wenig zügeln müsste. Ich habe die Glaubenssätze, die mich bis heute begleiten, als Freunde liebgewonnen. Sie haben mich schließlich zu dem Menschen gemacht der ich heute bin. Mit allen meinen Erfolgen und mit allen meinen Niederlagen. Ich frage mich jedem Abend vor dem Einschlafen: Was habe ich heute Gutes für mich getan? Was habe ich heute Gutes für andere getan? Für was bin ich dankbar? Ich möchte von dem Modus eines Lebensplaners hin zu dem Modus ein Lebensdesigners kommen. Das Leben nach meiner persönlichen Definition von Freiheit leben können ist für mich das Ziel und der Weg zugleich. Damit meine ich, sehr selbstbestimmt und in Harmonie mit mir und meinem Umfeld leben zu können.

Menschen vorurteilsfrei zu begegnen, neu kennenzulernen, mit ihnen in Verbindung treten und meine Erkenntnisse weiterzugeben, das erfüllt mich mit tiefer Demut. Ich liebe es, mit Menschen in Interaktion zu treten.

„René, bist du ein Suchender?"

Ach Mama, das weißt du doch (René *lacht*). Absolut, in erster Instanz nach wie vor nach mir selbst. Aber, aus dem „Suchenden René" wurde inzwischen ein zufriedener, lebensbejahender, sich stets hinterfragender, bereit für lebenslanges Lernen und ein neugieriger René.

Das Wort Suchender passte insofern nicht mehr so ganz. Ich will nicht mehr wie früher als Getriebener immer weitersuchen, ohne zu wissen, wohin mein Weg mich eigentlich führen soll. Heute bin ich mehr Entdecker und Erforscher zugleich. Ich versuche die Erkenntnisse für andere und für mich so gewinnbringend wie möglich einzusetzen.

Damals habe ich in meinem gesamten Handeln Perfektion angestrebt – heute weiß ich, es gibt nicht den perfekten Moment, sondern es gibt den im Augenblick bestmöglichen Zustand.

Eine meiner größten Errungenschaften während meiner Erkrankung war das Entdecken meiner Herz – Kopfbeziehung! Ich möchte heute nichts mehr in meinem Leben zurückhalten. Wenn mir nach Weinen zumute ist, dann weine ich, wenn es sich gut anfühlt, dann zeige ich das. Heute stehe ich für mich ein.

Ich habe keine Schwierigkeiten mehr damit, mich auch in meiner ganzen Verletzlichkeit zu zeigen.

10. Wenn du die Zeit zurückdrehen könntest, würdest du etwas anders machen? Wenn ja, was (Entscheidung, Handlung, etc.)?

„Hättest du im Nachhinein zu irgendeinem Zeitpunkt anders gehandelt?"

Erst einmal ist alles gut so, wie es war. Wo ich heute wäre, wenn ich nicht so krank geworden wäre, weiß ich nicht. Was ich aber weiß, ist, dass ich dadurch eine Chance bekommen habe, mich auf einer anderen Ebene neu zu entdecken. Mein Leben ist jetzt entschleunigt und dadurch viel achtsamer und gleichzeitig auch genussvoller geworden, und das bei gesundem Ehrgeiz, meistens zumindest, *(René und Mama lachen)*. Eines möchte ich nicht vergessen zu sagen: „Ich bin unendlich dankbar, dass ich bei all den Schmerzen über den langen Zeitraum nicht so leiden musste wie viele, viele andere kranke Menschen.

11. Abschlussfragen: Wie sieht's du deine Zukunft?

„Was ist deine Vision?"

Ich möchte bis ins hohe Alter fit, dynamisch, und auch neugierig sein und bleiben. Gleichzeitig sehe ich mich auch als Forscher, Entdecker und auch als Entwickler meiner persönlichen Lebenswelt. Ich möchte durch meine Neugierde, durch meine Wissbegierde immer ein Lernender und Lehrender sein.

Kurze Frage kurze Antwort: Was ist dein Lebenssinn?

Ich möchte in mir ruhend und tief ausgeglichen ein selbstbestimmtes Leben führen. Das wäre für mich das personifizierte Lebensglück. Darüber hinaus möchte ich Menschen auf ihrem Weg begleiten, bestärken und befähigen, sich selbst noch besser in der Tiefe zu verstehen und somit in ihrer Berufung absolute Wirksamkeit zu erzeugen. Ich fühle mich bereit, mich in den Dienst dieser großen Sache zu stellen. Jeder soll den Mut haben, ein spannendes und aktives Leben zu gestalten und zu führen.

Gesunde Spitzenleistung ist möglich. Davon konnte ich mich selbst überzeugen, oder besser gesagt, ich wurde überzeugt!

Meine sechs Tipps für mentale Stärke:

1. Nichts verändert sich, außer du veränderst dich. Es ist, wie es ist, und es wird, was du daraus machst.
2. Übernimm die Verantwortung in deinem Leben für alles das, was war, was ist und was noch kommen wird.
3. Erkläre die Wörter **Selbst**bewusstsein, **Selbst**liebe, **Selbst**fürsorge und **Selbst**erkenntnis zum Heiligtum für dich. Dein Körper, dein Tempel.
4. Erforsche dein Innen-ICH. Tipp: Meditiere jeden Tag.
5. Vertraue deinem Weg. Andere müssen ihn nicht verstehen, es ist ja auch nicht ihr Weg.
6. Es ist alles bereits in dir. Stelle dir die richtigen Fragen und du brauchst nicht nach den Antworten zu suchen.

11 e). Wo und wie können wir mit dir Kontakt aufnehmen?

E-Mail: kontakt@renemueller.info

Webseite: www.renemueller.info

Instagram: rene_mueller_official

René Müller arbeitete in seiner Jugendzeit unter anderem als Postbote, Kehrmaschinenfahrer und Kellner. Wie er sein Abitur geschafft hat, ist ihm bis heute ein Rätsel!

Mit 23 Jahren hatte sich sein Kindheitstraum, Fußballprofi zu werden, erfüllt und heute blickt er auf mehr als zwei Jahrzehnte im Profifußball zurück und davon elf Jahre als aktiver Fußballprofi.

Er wurde von den Fans in die Jahrhundertelf des SC Paderborn 07 gewählt und seine ehemaligen Wegbegleiter sagen über ihn: „Er ist ein akribischer Arbeiter, der nicht nur die nötigen Wege geht, sondern immer schon da ist, ,wo es weh tut'."

Nach seiner aktiven Karriere als Spieler war er als Führungskraft weiterhin ein wichtiger Bestandteil der Bundesliga. Zum einen beim SC Paderborn 07 als Leiter der kompletten Nachwuchsakademie und später sogar als Cheftrainer der Profimannschaft. Im Anschluss hat René Müller fünf Jahre als Sportlicher Leiter der U16 bis U19 und als Cheftrainernachwuchs beim Bundesligisten Arminia Bielefeld gearbeitet.

René Müller

Als ausgebildeter Mental Coach und Business Mentor mit Sportsgeist führt René die Menschen zu ihrer persönlichen, gesunden Spitzenleistung. Heute begleitet, bestärkt und befähigt er Führungskräfte, Leistungssportler und Trainer, dass sie sich selbst noch besser in der Tiefe verstehen, um dadurch in ihrer Berufung absolute Wirksamkeit zu erzeugen.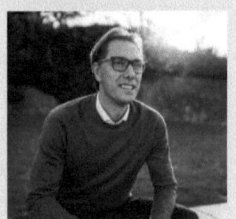

In seiner freien Zeit unterstützt er in Südafrika die We Love Football Academy. Eine Non-Profit-Organisation, die es Jugendlichen aus sehr armen Verhältnissen ermöglicht, Fußball zu spielen.

Wie Meningitis mich raus aus dem Kopf und rein in die Intuition gebracht hat

Richard Seidl

1. Wie war dein Leben vor dem Schicksalsschlag/vor der Diagnose/vor dieser Krise?

Bis zu meiner Krise im Jahr 2015 verlief mein Leben richtig erfolgreich – nach klassischen Maßstäben. Nach meinem Schulabschluss hab ich kurz in Erwägung gezogen, ob ich studiere. Doch ich entschied mich dagegen und fing direkt an zu arbeiten. Hello and welcome IT- und Softwarebranche. Ich wurde also Softwareentwickler und bin in echt kurzer Zeit sehr erfolgreich durchgestartet. Letztendlich wurde ich Softwareberater und -experte, habe ein paar Bücher dazu in namhaften Verlagen geschrieben und hatte coole Projekte.

Anfang 2015 kam mir die Idee: „Ich gründe ein Unternehmen." Ich fragte in meinem Netzwerk, ob jemand einen Partner kenne, mit dem ich gründen könnte. Mein ehemaliger Chef antwortete, dass er zwar niemanden dafür kenne, er aber selbst jemanden für die Geschäftsleitung in Deutschland suchte. Und sie hätten mich sehr gerne dabei. Das Angebot war wirklich sehr verlockend, die Stelle äußerst gut dotiert und das Aufgabengebiet interessant. Es waren so viele positive Aspekte und dennoch hat mich irgendwas gestört. Ein kleines Gefühl in mir sagte: „Das ist nicht das Richtige." Nach ein wenig hin und her hatten dann Entlohnung und Annehmlichkeiten mehr Gewichtung und ich habe zugesagt.

2. Wann hast du erste Anzeichen gemerkt/wahrgenommen? Was hast du getan?

Ich habe also angenommen und bin am 1. Oktober 2015 mit Elan in den neuen Job gestartet. Es dauerte nicht lange und ich bekam erste Probleme, und zwar mit meinem Gehör und meinen Ohren. Klar, die Zeit war stressig und die Einarbeitungsphase intensiv. Nachdem die Schmerzen immer gravierender wurden, ging ich irgendwann dann doch zum Arzt. Diagnose: Mittelohrentzündung. Der Arzt verschrieb mir was und zum ersten Mal in meinem Leben nahm ich Antibiotika. Ein Milestone also, wenn auch kein positiver. Die Schmerzen wurden weniger, die Symptome klangen ab und nach kurzer Zeit ging es mir wieder besser.

Der neue Job forderte mich in dieser Zeit sehr. Es gab Missverständnisse bzw. unterschiedliche Erwartungshaltungen bezüglich meines Aufgabengebietes. Meine Idee war, das Team und das Unternehmen mit aufzubauen. Die Idee vom Unternehmen war hingegen, dass ich auch sehr intensiv direkt in den Projekten arbeiten sollte. Und diese zwei Bereiche zu vereinbaren war zeitlich schlicht unmöglich. Außerdem lag der Arbeitsort zwei Stunden von meiner Wohnstätte entfernt und ich musste Arbeit und Familie so gut wie möglich unter einen Hut bringen. Es gab wirklich sehr oft Missverständnisse, die geklärt werden mussten. Nach jedem Telefonat oder Meeting dazu spürte ich, dass es mir danach schlechter ging. Ich hatte immer mehr Kopfschmerzen. Im ersten Moment habe ich die neuen Symptome nicht mit der Mittelohrentzündung in Verbindung gebracht und nahm einfach Schmerzmittel in der

Hoffnung, „Es wird gleich wieder gut sein." Mit Kopfwehtabletten und dann stärkeren Schmerzmitteln ging es auch wieder.

Kurz danach war ich auf einem Seminar in der Türkei. Da ging es mir schon richtig dreckig. Wenn ich jetzt Fotos davon anschaue, ist nicht zu übersehen, wie viel ich damals schon an Gewicht verloren hatte und tiefe Augenringe hatte. Um die 15 kg, und das in nur wenigen Wochen. Grundsätzlich fand ich den Gewichtsverlust ja super, weil ich immer ein wenig mit meinem Gewicht kämpfte. Aber unter den Umständen war es dann doch nicht so erfreulich.

Vor Ort gab es wieder ein paar nicht sehr schöne Telefonate mit meiner Firma und ich stellte mir ehrlich die Frage, ob es die richtige Entscheidung gewesen war, dort hinzugehen. Mein Körper rebellierte jeden Tag mehr und als ich Ende November zurückgekommen bin, konnte ich am Abend der Rückreise meine ganze rechte Schulterpartie nicht mehr bewegen. Mein ganzer Rücken war völlig steif und ich konnte nicht mal mehr meinen Kopf drehen. Alles war wie festgezurrt. Meine Frau konnte das Ganze nicht mehr mitansehen und brachte mich in die Notaufnahme. Zuerst war unklar, was ich hatte, doch ein findiger HNO-Arzt meinte, dass er sich das Ohr nochmal anschauen will. Es hat sich herausgestellt, dass die Mittelohrentzündung durchgebrochen war. Normalerweise passiert das bei Erwachsenen nicht, weil das Gewebe relativ robust ist. Bei mir war es aber der Fall, die Entzündung hat sich in das Gehirn ausgebreitet und ich hatte eine beginnende Meningitis. Ohne die ein paar Wochen zuvor eingenommenen Antibiotika hätte ich zu diesem Zeitpunkt möglicherweise nicht mal mehr gehen können. Es war also fünf vor zwölf. Um 20 Uhr kam ich ins Krankenhaus und um 3 Uhr früh lag ich auf dem OP-Tisch. Alles war voll Eiter und musste saniert werden. Dazu kam eine Sinusvenenthrombose und eine hohe Viren- und Bakterienlast. Als ich nach der OP aufwachte und der Arzt zu mir kam, meinte er, dass es kurz vor knapp war. Es hätte einfach sein können, dass ich umfalle, und das war's. Es war also Rettung in letzter Sekunde.

3. Wann stand es fest? War es abzusehen oder kam es aus heiterem Himmel?

Ich habe schon die ganze Zeit über gemerkt, dass der neue Job nicht passt. Das Geld und die Annehmlichkeiten waren letztendlich der Grund, warum ich den Job angenommen habe. Und ja, auch das Themengebiet war interessant. Trotzdem hatte ich schon beim ersten Gespräch das Gefühl, dass mir irgendetwas nicht gefällt. Ich dachte, es ist für meine weitere Karriere von Vorteil, eröffnet einen ganz neuen Bereich und ist dadurch vielleicht ein Sprungbrett für weitere und höhere Managementfunktionen.

Mir war damals nicht bewusst, dass die Kopfschmerzen von der Mittelohrentzündung kamen. Ich dachte, es sei stressbedingt, und war optimistisch, dass alles wieder weggehen würde. Jetzt, im Nachhinein betrachtet, ist es so was von klar und offensichtlich, dass mein Körper von Anfang an rebelliert hat. Er hat mir klar aufgezeigt, dass das nicht mein Weg war. Es war die falsche Richtung.

4. Wie bist du damit umgegangen? Was waren deine ersten Gedanken und folglich Taten? Vor welchen Herausforderungen standest du? Wie hast du dich gefühlt?

Für mich waren es zwei große Erkenntnisse. Ich war zwei Wochen im Krankenhaus und lag nur herum. Nachdem ich dann nach der OP aufgewacht bin und so dalag, stellte ich mir die Frage: „Und nun?"

Ein Ziel war sofort präsent in meinem Kopf: Ich will bei der Theateraufführung meiner Tochter kurz vor Weihnachten in der Kita dabei sein. Bis dahin blieben nur rund drei Wochen Zeit – keine lange Zeit. Aber ich war davon überzeugt, dass ich bis dahin entlassen bin. Das war der eine große Ansporn.

Zum anderen hab ich mir natürlich sofort die Frage gestellt, wie es beruflich weitergeht. Mir war klar, dass das Unternehmen auch in der Zeit meines Krankenstandes irgendwie weitergeführt werden musste. Beim bloßen Gedanken daran war ein extrem starker Widerwille vorhanden. Es konnte kein offensichtlicheres Zeichen geben und ich dachte: „So kann es nicht weitergehen."

Ich war extrem zwiegespalten. Einerseits wollte ich mich auf meine Regeneration konzentrieren, andererseits wollte ich arbeiten. Mir wurde aber recht schnell klar, dass ich nicht arbeiten kann. Irgendwie doch recht naheliegend nach einer Not-OP. Also kam mir der Gedanke, ich könne ja Bücher lesen, etwas Neues lernen oder einen Online-Kurs machen. Ich wollte etwas tun. Letztlich habe ich mich dann gezwungen, nichts zu tun. Sehr hilfreich und wertvoll war, dass meine Tochter jeden Tag zu Besuch kam. Sie erinnerte mich jeden Tag daran, dass meine Genesung im Vordergrund stand. Es war eine harte Zeit. Ich lag in meinem Bett und hatte große Schmerzen. Alle acht Stunden bekam ich meine Schmerzmittel, die Wirkung hielt jedoch nur sechs Stunden an. Somit waren es immer zwei Stunden, in denen ich starke Schmerzen hatte. Ich konnte die Uhr danach stellen. Speziell in dieser Zeit habe ich ganz besonders intensiv mental gearbeitet. Ich habe mir visuell vorgestellt, wie alles heilt und ich wieder völlig gesund bin. Hat das immer funktioniert? Ha, der war gut. Nein, bei Weitem nicht. Mal mehr, dann war ich euphorisch, mal weniger, dann war ich frustriert. Ich bin dazwischen immer wieder mit den Gedanken abgedriftet und habe mich gefragt, wie es mit dem Job weitergeht. Und die Erkenntnis war, dass es mit dem Job hier zu Ende sein muss.

5. Welche Entscheidungen hast du aufgrund dessen getroffen (gute und weniger gute)?

Ich habe zwei Entscheidungen getroffen. Zum einen, dass ich die Theateraufführung meiner Tochter sehen möchte. Zum anderen, dass ich meinen Job beende, auch wenn ich ihn erst gerade angefangen habe und noch nicht weiß, was danach kommt. Es gab zu dem Zeitpunkt noch keine Alternative.

Nach meiner Entlassung aus dem Krankenhaus suchte ich das Gespräch mit dem Unternehmen. Ich bin wider Erwarten auf offene Türen gestoßen, auch wenn die Situation für sie natürlich schwierig war. Mein langer Ausfall in der Anfangszeit hat das gesamte Team und das Unternehmen belastet. Ich war sehr erleichtert, dass wir eine beiderseits zufriedenstellende Lösung gefunden und uns im Guten getrennt haben. Bis zu meinem Ausscheiden war ich freigestellt. Ende Januar war die finale Übergabe und ich brachte all meine Sachen zurück. Ab dem Zeitpunkt, an dem alles geklärt war, empfand ich ein unheimliches Gefühl der Erleichterung. Und genau das war das Gefühl, was ich so vermisst habe.

6. Wie hat sich dein Leben verändert? Wie hat sich dein Umfeld verändert?

Mein gesundheitlicher Zustand verbesserte sich von Tag zu Tag und es ging schnell bergauf. Bereits über Weihnachten habe ich wieder angefangen zuzunehmen. Mein ganzes Erscheinungsbild war wieder vitaler. Zuvor war ich extrem blass und hatte extrem dunkle Augenringe. Die Krankheit hat schließlich sehr an mir gezehrt.

Und dann habe ich gespürt, dass Aufbruchstimmung herrscht. Ich habe mir die Fragen gestellt:

"Was will ich denn eigentlich machen?"

"In welche Richtung soll es gehen?"

Für mich war zu diesem Zeitpunkt schon klar, dass ich nicht per se der Managertyp bin. Ich wollte nicht für jemand anderen in seinem Sinne die Geschäfte führen. Das kann ich nicht und das liegt mir nicht. Ich wollte mein eigenes Ding machen und hab entschieden, mich voll in die Selbstständigkeit zu stürzen. Das habe ich dann gemacht und sofort ploppten die ersten Projekte auf. Wie bestellt landeten sie auf meinem Tisch. Ich konnte dadurch meine Familie versorgen und mein Haus weiter abbezahlen. Denn offen gesagt konnte ich mir aufgrund der Fixkosten keinen großen Leerlauf leisten.

Spannend war das Feedback von sehr vielen Wegbegleitern und Freunden. Alle meinten, dass die Position als Geschäftsleitung nicht zu mir gepasst hat. Manchmal sehen es alle vor dem Betroffenen selbst, nur sagen sie nichts. Aus Respekt, Achtung, Wahrung seiner Grenzen, Angst, Unsicherheit. Ich bin niemandem böse deswegen. Im Nachhinein betrachtet ist man außerdem immer schlauer. Man kann sich die Geschichte rückwärts schönerzählen und es macht alles Sinn. Außerdem war es eine schöne Erkenntnis – das im Außen Wahrgenommene hat mit dem in meinem Inneren Gespürte resoniert. Somit wurde meine Entscheidung nochmal bekräftigt.

Anknüpfend an meinen zu Beginn geäußerten Wunsch, konnte ich an der Theateraufführung von meiner Tochter teilnehmen. Die Aufführung war am 18. Dezember 2015 und ich wurde an diesem oder am Tag davor aus dem Krankenhaus entlassen. Kurz davor noch im Krankenhaus, saß ich dann wirklich bei der Aufführung. Zwischen frisch gebackenen Keksen und Glühwein. Viele der anderen Eltern wussten nichts von meiner Situation und dass ich vor rund drei Wochen eine Not-OP hatte. Ich feierte sozusagen meinen zweiten Geburtstag. Es war ein Tag, den ich wirklich sehr genossen habe.

7. Was ist dadurch entstanden? Welche Erkenntnisse/Einsichten hast du gehabt? Welche persönliche Bedeutung misst du deinem Schicksalsschlag zu?

Es waren zum einen ganz praktische Sachen. Ich hatte schon früher gemerkt, dass ich mich schwertue, eine Instanz über mir zu haben, die mir sagt, was ich zu tun habe. Vor allem wenn ich die

Anweisungen oder Ziele für nicht sinnvoll erachte. Speziell in den Monaten meiner Geschäftsführertätigkeit habe ich oft Dinge umgesetzt, hinter denen ich gar nicht gestanden bin. Und das fiel mir irrsinnig schwer. Diese Erfahrung hat mir das nochmal so richtig klar aufgezeigt. Zum anderen habe ich auch erkannt, dass es mir extrem wichtig ist, mir meine Zeit selber einteilen zu können. Ich will selber entscheiden können, wie ich etwas mache, was ich mache, wann und wo. Das waren also insgesamt alles praktische Sachen.

Eine ganz große Erkenntnis hatte ich im Laufe meines Krankenhausaufenthaltes. In Bezug auf die neue Stelle sagten mir mein erster Gedanke und mein erstes Gefühl bereits die richtige Antwort. Es war nicht die richtige Stelle für mich. Nur wollte ich damals nicht darauf hören. Ich hab dann für mich entschieden, zukünftig weniger den Kopfentscheidungen zu folgen und stattdessen viel bewusster auf meinen Körper, mein Bauchgefühl zu hören. Das war eine ziemliche Herausforderung für mich. Ich komme schließlich aus der IT- und Software-Branche, in der alles sehr rational und technisch ist. Der Fokus liegt klar auf Kopflastigkeit und Wissen. Emotionen und Intuition hatten da wenig Platz – etwas, was ich seitdem in der Branche auch ändern werde!

Spannend ist, dass ich schon sehr lange denke, dass es genau diese Kombination braucht. Und im Endeffekt spiegelt sich dies in meiner heutigen Tätigkeit wider. Es sind genau diese zwei Pole, die ich versuche zu verbinden. Die hochgradig technologische Software-Firmenwelt mit Innovation und Technologie gepaart mit Menschlichkeit, Emotion und Intuition.

Dieser Schicksalsschlag war insgesamt ein großer Wendepunkt für mich. Besonders in der persönlichen Entwicklung hat er mich ein großes Stück vorangebracht. Ich achte seitdem sehr darauf, immer mehr auf mein Bauchgefühl zu hören. Ich frage mich auch oft, was ich machen kann, um diesen Impulsen noch mehr zu folgen. Und das treibt natürlich manchmal Blüten. Vor ein paar Tagen war ich wieder mal einkaufen, was ich sehr gerne mache, und ging in eine Buchhandlung. Oft kaufe ich gar keine Bücher, sondern schlendere nur ein wenig durch und schaue, was es Neues gibt. Ich bin schließlich bei den Biografien gelandet und bei der von Matthew McConaughey hängen geblieben. Ich kenne ihn aus Filmen, habe aber noch nie etwas über sein Leben gehört. Nur an eine Speech von ihm kann ich mich erinnern, die ich ganz gut fand. Als ich nun an diesem Buch vorbeikam, spürte ich voll den inneren Impuls, dass ich mir dieses Buch jetzt hole. Ich hab dann ein bisschen reingelesen und es war genau richtig. Es holt mich gerade total ab. Und genau das sind dann diese kleinen Momente, die mich bestärken, dass es der richtige Weg ist, immer wieder auf mein Inneres zu hören.

Diese Vorgehensweise habe ich damals im Krankenhaus und in der Zeit danach in mir installiert. Wenn ich heute ein Seminar buche, mir irgendwas kaufe, eine Investition tätige oder eine persönliche oder berufliche Entscheidung treffe, dann höre ich zuerst immer in mich rein. Was ist der erste innere Impuls? Nicht immer folge ich ihm, aber ich gebe ihm schon einen sehr großen Raum.

8. Wo stehst du heute? Wie lebst du damit? Was hast du gelernt? Was hat sich verändert?

Seit damals hat sich in meinem Leben insgesamt sehr viel getan. Ich habe meine Selbstständigkeit weiter ausgebaut. Mittlerweile ist ein Unternehmen mit einem eigenen Team daraus geworden. All das hat mir insgesamt viel Erfolg, Spaß an der Arbeit und Freude am Leben gebracht.

Jetzt beim Schreiben wird mir erst so richtig bewusst, dass ich mittlerweile die Verbindung der zwei Pole aus Technologie und Menschlichkeit, Ratio und Intuition total in meinen Alltag integriere. Sei es auf der Bühne bei Vorträgen wie z.B. bei Gedankentanken. Aber auch als Berater und Coach, in meinen Seminaren oder bei Workshops spiegelt sich die Kombination dieser zwei Welten immer wieder.

9. Was hat dir geholfen, heute da zu sein, wo du bist? Was hat dir geholfen, mental stark zu bleiben, und was hat dir Kraft gegeben? Deine TOP 5! Dein Geheimnis mentaler Stärke (Techniken, Strategien, Umfeld, Therapien, Bücher, Menschen, Vorbilder etc.)!

Das Zulassen der Intuition und des Bauchgefühls ist eine sehr wesentliche Komponente für mich. Und gleichzeitig geht es für mich immer um eine Kombination aus Kopf und Bauch. Es geht um einen Ausgleich beider Bereiche. Früher war ich ein reiner Kopfmensch, heute hat die Intuition einen großen Anteil vom Kopf übernommen. Und trotzdem denke ich über Dinge nach und entscheide nicht überstürzt. Für mich macht genau das eine gute Mischung aus. Die Menschen haben über die Zeit hinweg generell sehr viel mit Gehirn und Logik geschaffen und das finde ich gut. Ich glaube, dass das Zusammenspiel beider Bereiche wichtig ist, und genau das ist es, was ich zukünftig auch weiterhin machen möchte.

Es gibt einige Sachen, die sich durch die Situation und im Laufe der Zeit gefestigt haben. Ich hab zum Beispiel einen Grundsatz bzw. einen positiven Glaubenssatz, der mich schon mein ganzes Leben lang begleitet:

„Nach dem Regen kommt die Sonne."

Dieser Satz hat mir schon in der Schule geholfen, wenn ich eine Prüfung hatte. Ich dachte immer: „Ach super, in einer Stunde ist die Prüfung vorbei." Diese Erkenntnis entspannt mich total, da ich weiß, dass nach jedem Tief wieder ein Hoch kommt. Und genau das habe ich umso mehr durch diese Krise erfahren. In der Situation selbst war es natürlich ganz schlimm und eine mittlere Katastrophe. Im Nachhinein betrachtet war es allerdings eine der besten

Erfahrungen, die mir jemals passiert ist. Und es war eine große Erkenntnis, was es heißt, dranzubleiben, immer wieder aufzustehen und weiterzugehen.

Natürlich gab es in den letzten sieben Jahren immer wieder Situationen, in denen ich dachte, ich beende meine Selbstständigkeit und gehe wieder in eine Anstellung zurück. Oder es gab wieder verlockende Angebote, die ähnlich der damaligen Position waren. Es ging letztendlich immer darum, nein zu den Angeboten zu sagen, bei mir zu bleiben und meinen Weg weiterzugehen. Als Selbstständiger oder Unternehmer gibt es immer wieder Sachen, die nicht funktionieren. Das ist Tatsache. Und wenn dir jemand was anderes erzählt, dann lauf. Entscheidend ist, in solchen Situationen weiterzugehen. Krönchen richten und ab die Post. All das gehört zum Leben dazu. Es geht darum, eine gewisse Resilienz zu entwickeln. Denn diese hilft allgemein, besser durch schwierige Situationen zu kommen. Beispielsweise auch durch die Pandemie oder den Krieg.

Visualisierung war ein Tool, das mir in meiner damaligen Situation extrem geholfen hat. Ich hab mir meine Heilung innerlich immer und immer wieder vorgestellt. Bilder sind intuitiv vor meinem inneren Auge entstanden und denen bin ich dann gefolgt. Und das lebe ich auch heute so. Wenn ich einen Impuls habe, taucht meist irgendein Bild auf und dem gehe ich nach.

Durch meine Coach-Ausbildungen, die ich so seit 2013 genossen habe, habe ich viele Tools kennengelernt. Ich hab viel ausprobiert, um herauszufinden, was davon in der Eigenanwendung auch für mich funktioniert.

Gute Fragen sind auch ein mächtiges Werkzeug. Welche Fragen kann ich mir wann stellen? Wie kann ich für mich die richtigen Fragen stellen und genau da hinschauen, wo es notwendig ist? Die ganzen Coaching-Methoden haben mir insgesamt schon sehr geholfen.

In der gesamten Zeit war es für mich auch sehr wichtig, ein gutes Netzwerk an Freunden und Kollegen zu haben. Wir haben uns darin gegenseitig gestützt und unterstützt. Und ich konnte dort sowohl Fragen stellen bzw. um Fragen bitten.

Ansonsten habe ich eher fiktive Mentoren, die ich immer wieder zu Rate ziehe und dir mir helfen, Entscheidungen zu treffen. Ich frage mich zum Beispiel:

„Wie würden diese Personen das machen?"

„Wie würden diese Personen entscheiden?"

Es gibt zwei Personen, die ich immer gerne befrage. Der eine ist Captain Picard von Star Trek. Für mich hat er in seinem Wirken immer sehr gute Entscheidungen getroffen, auch wenn diese nur fiktiv waren. Beispielsweise ging es auch oft um ethische Entscheidungen, um andere zu schützen, zu unterstützen und ihnen zu helfen. Und all das in Kombination damit, sich selbst nicht aufzugeben. Die zweite Person ist Ted Lasso, auch eine fiktive Figur aus einer Serie. Er ist Footballtrainer und strahlt eine für mich wunderbare Lebensfreude und Positivität in all seinem Wirken aus. Diese zwei fiktiven Personen sind es, die mich immer wieder bei all meinen Entscheidungen und Denkprozessen begleiten.

10. Wenn du die Zeit zurückdrehen könntest, würdest du etwas anders machen? Wenn ja, was (Entscheidung, Handlung, etc.)?

Es wäre jetzt natürlich ein Leichtes zu sagen, dass ich mich nicht für den Job entschieden hätte. Und dennoch muss ich sagen, dass ich dann auch den großen Lerneffekt nicht gehabt hätte. Rückblickend würde ich also gar nichts anders machen wollen, weil es mir in Summe auch sehr viel gegeben hat.

11. Abschlussfragen: Wie siehst du deine Zukunft? (Kurze Antworten)

Ich möchte den Zusammenschluss von Technik und Menschlichkeit weiter vorantreiben, weil ich denke, dass uns die Kombination dieser beiden Skills besser in die Zukunft gehen lässt. Sowohl als Gesellschaft als auch als Welt. Und da möchte ich meinen Beitrag dazu leisten.

a) Was ist deine Vision?

Ich möchte diesen Zusammenschluss von Technik und Menschlichkeit selbst noch mehr annehmen und vorwärtsbringen. Dafür darf ich es für mich selber immer noch besser verstehen und mehr integrieren.

Und im Großen gedacht möchte ich natürlich den einen oder anderen inspirieren und zum Nachdenken anregen. Zum Beispiel mit den Fragen:

„Was bedeuten die Themen Technik und Menschlichkeit für mich?"

„Wie kann ich sie in meine Zukunft und alle Lebensbereiche, beruflich sowie privat, integrieren?"

Das Ziel soll letztlich für uns alle sein, gemeinsam eine wunderbare Welt zu gestalten.

b) Wie ist dein Lebenssinn?

Ich habe keinen Lebenssinn. Oder vielleicht hab ich einen und ich weiß es nicht.

c) Dein Lebensmotto?

„Nach dem Regen kommt die Sonne" trifft es für mich ganz gut. Nach jedem Tief kommt ein Hoch und es geht immerzu irgendwie weiter. Auch wenn es punktuell manchmal nicht so aussieht und man in einer Krise alles glaubt, nur das nicht. Wenn ich jedoch auf die ganzen 42 Jahre meines Lebens schaue, dann ist es immer wieder so gekommen. Das ganze Leben besteht aus Rhythmen: auf und ab, laut und leise, nach vorne treten und zurückziehen ...

d) **Wenn du deinem damaligen Ich am Anfang deiner Krise drei Tipps mitgeben könntest, welche wären es?**

Tipp 1: Bitcoin kaufen. Das wäre damals gut gewesen.

Tipp 2: Einfach machen. Sprich, weniger über die Dinge nachdenken und einfach aus dem Impuls heraus handeln.

Tipp 3: Stehe zu dir, stehe für deine Ideen ein und übe das täglich. Je früher du damit anfängst, desto besser ist es.

e) **Wo und wie können wir mit dir Kontakt aufnehmen?**

Alle Kontaktdaten findest du auf meiner Website unter https://www.richard-seidl.com. Du kannst dich auch gerne auf LinkedIn, Instagram, Facebook, Xing und Twitter mit mir vernetzen.

Richard Seidl - Zukunftsoptimist

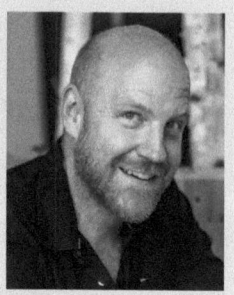

Richie ist dank seinem Vater mit Computern und Software aufgewachsen und hat das schnell zu seiner Leidenschaft und seinem Beruf gemacht. Etwas später kam dazu noch die Faszination am Menschen selbst, mit all seinen Werten, Bedürfnissen, Visionen und Glaubenssätzen. Heute verbindet er das als Experte in den Bereichen Digitalisierung, Agilität und Software-Engineering. Als Berater, Coach und Speaker arbeitet er sowohl mit renommierten Unternehmen, bodenständigen KMUs und innovativen Start-ups. Seine Vision ist, dass wir gemeinsam eine Welt gestalten, in der uns Technologie als Werkzeug dient, um uns zu entfalten, und uns hilft, die Welt ein bisschen besser zu machen.

Silke Grutters hat ein Zebra im Gepäck

Metastasierter Krebs

1. Wie war dein Leben vor der Diagnose?

Im Grunde genommen war es wirklich schön, nahezu perfekt. Ich lebte seit 2,5 Jahren mit meinem Mann im Wohnmobil, arbeitete von unterwegs, reiste viel durch die Welt, hatte jede Menge Spaß, erlebte großartige Dinge und traf wunderbare Menschen. Natürlich war nicht immer alles nur rosarot, das wäre gelogen. Es gab auch weniger gute Tage, Herausforderungen, Termin-Druck, Stress, gepaart mit einem ganz normalen Alltag. Aber alles in allem gefiel mir mein Leben sehr und ich war glücklich und zufrieden.

Ich bin ein Kind des Ostens, aufgewachsen in der ehemaligen DDR. Ich hatte eine sehr glückliche, behütete und unbeschwerte Kindheit. Von Repressalien oder Unterdrückung durch das System habe ich (bewusst) nichts wahrgenommen. Wie auch? Ich war erst achtzehn, als die Mauer fiel. Erst knapp drei Jahrzehnte später, als ich anfing mich zu fragen „Warum ticke ich so, wie ich ticke?", merkte ich immer wieder, wie massiv mich diese Zeit doch geprägt hatte.

Als kleines Mädchen war ich ein unbefangener Wildfang, lebensfroh, mutig und neugierig aufs Leben. Ich war der Sonnenschein meiner Eltern und stets beschützt von meinem zehn Jahre älteren großen Bruder. Mit der Schule begann „der Ernst des Lebens". Mein Vater lebte mir vor, dass „einem nichts in den Schoß fiel", man „auch mal die A...backen zusammenkneifen muss", aber auch, dass sich „Anstrengung lohnt". Mit diesem Motto erfüllte sich für ihn auch bald ein Lebenstraum. Er durfte als DDR-Ingenieur in Afrika arbeiten! Meine Mutter hielt zu Hause die Fahne hoch, ihrem Mann den Rücken frei und die Fäden in der Hand. Ihre eigenen Bedürfnisse waren ihr nicht wichtig; es ging um das Wohlergehen der Familie.

Zeitgleich wachten nun auch Institutionen und Behörden – mal ganz offen, mal nur subtil – über meinen systemtreuen Werdegang. Solange ich mich im Rahmen gesetzter Grenzen unauffällig bewegte, mich mit den richtigen Freunden umgab und sehr gute schulische Leistungen erbrachte, drohte keine Gefahr, dass man meinen Papa wieder nach Hause schickte. Ja, diese immense Verantwortung, dass mein Verhalten und meine Leistung über das Glück und Leben meiner Eltern entscheiden, wurde mir als Teenager mit scheinbar liebgemeinten Aussagen übertragen.

Als meine Mama vier Jahre später meinen Papa endlich nach Afrika begleiten durfte, ging ich ins Internat einer dieser Behörden. Der verstärkte (innere) Druck und die neuen Herausforderungen zeigten erste Auswirkungen. Vorsichtig rebellierte ich als Pubertier – und mein Körper gleich mit. Alle drei bis sechs Wochen hatte ich fortan eine Angina, aber auch schnell mein Wundermittel dagegen: Antibiotika. Rechtzeitig bei den ersten Anzeichen eingeworfen, garantierte es meist zuverlässig, dass ich schon am nächsten Tag wieder fit genug war, um in die Schule zu gehen. Diese Strategie hielt ich für die nächsten Jahrzehnte bei.

Ich stieg ins Berufsleben ein, heiratete, bekam drei wunderbare Kinder und führte eigentlich ein normales Leben mit Höhen und Tiefen, wie sie wohl jeder kennt. Entsprechend meiner Erziehung blieb ich dabei lieb, brav, höflich – und angepasst. Wo ich mich ausleben durfte, war in meinem Job. Ich liebte ihn. Meine Leistung war anerkannt, und damit ich. Gleichzeitig wurde ich immer unzufriedener, ich wollte einfach mehr vom Leben, noch nicht wissend, was dieses „mehr" sein sollte. Meine Ehe zerbrach.

Hin und wieder gab mir mein Körper einen Wink mit dem Zaunpfahl, den ich aber nicht verstand bzw. verstehen wollte. Durch meine jahrelangen Erfahrungen mit der Angina war ich gut darin, sie entweder zu ignorieren oder mir ein paar Pillen einzuwerfen und einfach weiterzumachen. 2013 griff mein Körper dann zum Laternenpfahl und machte mich durch einen sehr schweren Bandscheibenvorfall bewegungs- und handlungsunfähig. Ich entschied, dass ich so nicht mehr leben wollte. Ich kündigte meinen heißgeliebten Job, ließ mich scheiden, verkaufte mein Haus und startete mit meinem jetzigen Mann einen neuen Lebensabschnitt – und plötzlich, wie von Zauberhand, war nach über 25 Jahren meine stets wiederkehrende Angina weg! Einfach weg. Eine Verbindung zu meinem alten Lebensstil wurde mir erstmals bewusst.

Dieses neue Leben fühlte sich toll an: Ich genoss es sehr und trotzdem kam ich in ein neues Hamsterrad, diesmal angetrieben von den vielen mir offenstehenden Möglichkeiten, beruflichem Erfolg, eigenen Wünschen, Erwartungen und Ungeduld. Ich wollte alles, perfekt – und am besten sofort. Wer mich kennt, weiß, dass Geduld definitiv nicht zu meinen Kernkompetenzen gehört.

Erst ein wochenlang im Raum stehender Schilddrüsenkrebsverdacht stoppte mich 2017 wieder abrupt. Das erste Mal in meinem Leben hatte ich Angst. Richtig Angst. Ich schwor mir, dass, wenn ich aus dieser Sache lebend rauskommen sollte, ich noch einmal alles in Frage und notfalls auch auf den Kopf stellen würde. Ich wollte nie wieder erleben, wie mein Körper die Reißleine zog. Lieber zog ich sie.

Ich hatte Glück und der Verdacht bestätigte sich nicht. Ich war so unfassbar erleichtert und dankbar. Und obwohl es viele gab, die unsere Zukunftspläne für verrückt hielten, mir vor meiner eigenen Courage manchmal angst und bange wurde, saß der Schock tief genug, um aktiv zu werden. Worauf sollten wir auch noch warten? Wir räumten unser Haus leer, verkauften, verschenkten, entsorgten unser Hab und Gut, lagerten ein paar Kisten ein, übergaben den Hausschlüssel dem Makler zum Verkauf – und zogen in unser Wohnmobil. Ein Traum ging in Erfüllung. Wir fuhren ohne Plan einfach los, arbeiteten von unterwegs und genossen unser Leben, nicht ahnend, dass wir trotzdem einen Krebs mit an Bord genommen hatten.

2. Wann hast du erste Anzeichen gemerkt/wahrgenommen? Was hast du getan?

Dass etwas nicht stimmte, merkte ich schon im Rahmen des Schilddrüsenkrebsverdachts. Unerklärliche Beschwerden wie Durchfälle, Hitzewallungen, Schlafstörungen, Müdigkeit, Herzrasen und Atemnot hatten mich zum Arzt geführt. Als diese nach der Schilddrüsen-OP nicht weg waren, erklärten es die Ärzte mit Anpassungsschwierigkeiten. Ich sollte erstmal abwarten.

Als sich auch nach Wochen keine Besserung einstellte, wurde ich Dauergast bei unterschiedlichen Ärzten. Leider konnte aber auch nach zig Untersuchungen keine Ursache gefunden werden. Man erklärte es mit fehlender körperlicher Fitness, zu viel Stress, Überarbeitung, Reizdarmsyndrom, Wechseljahresbeschwerden ... oder man packte mich in die psychosomatische Schiene. Ab sofort füllte ich jeden Sonntag, wie eine alte Oma, meine Pillenschächtelchen, in dem Versuch, die Symptome unter Kontrolle zu bekommen. Als dann auch noch mein Gewicht unerklärlich stetig stieg und meine Ärztin meinte, „damit müssen Sie jetzt wohl leben, vielleicht hilft ja eine Ernährungsumstellung", reichte es mir. Wohin sollte ich die denn bitte umstellen? Vom Wohnzimmer ins Schlafzimmer? Ich war wütend, frustriert und gleichzeitig motiviert. Ich war Mitte vierzig und konnte und wollte das so nicht akzeptieren.

Ich fing an, mich mit gesunder Ernährung zu beschäftigen, und startete dabei schleichend meine Persönlichkeitsentwicklung. An meinen Beschwerden änderte das zwar nichts, aber ganz langsam kamen meine Körperwahrnehmung und das Selbstbewusstsein zurück.

Dennoch vertraute ich mir und meiner Intuition noch nicht genug. Das ständige Schulterzucken der Ärzte ließ mich, trotz deutlicher Symptome meines Körpers, zweifeln. Vielleicht bildete ich mir das doch alles nur ein? Vielleicht sollte ich mich einfach „mal nicht so anstellen" und stattdessen lieber „ein bisschen zusammenreißen"? Am Ende habe ich genau das getan.

3. Wann stand es fest? War es abzusehen oder kam es aus heiterem Himmel?

Jedes Jahr, bevor wir uns für den Winter in Richtung Süden aufmachten, ging ich zu den normalen Checkup-Untersuchungen. Dabei entdeckte mein Frauenarzt Anfang September 2019 eine golfballgroße Zyste am Eierstock, die er in Anbetracht meines Alters und der Wechseljahre etwas ungewöhnlich fand. Ich hatte das Gefühl, ein Déjà-vu zu erleben. Die Situation erinnerte mich zu sehr an meinen Krebsverdacht gut zwei Jahre vorher. Aber der Arzt beruhigte mich: „Ich nehme Ihnen gleich Blut ab, wir bestimmen vorsichtshalber die Tumormarker und morgen telefonieren wir. Ich glaube aber nicht, dass es was Ernstes ist." Und tatsächlich kam am nächsten Morgen die Entwarnung. Die Tumormarker waren völlig unauffällig. Oh Gott, war ich froh! Ich hatte solche Angst gehabt, dass es Krebs ist. Vorsichtshalber sollte ich acht Wochen später zur Kontrolle kommen, davon ausgehend, dass sich die Zyste bis dahin zurückbildet.

Wider Erwarten tat sie das nicht, sondern wuchs. Ich bekam eine Überweisung und für Ende November 2019 einen Termin in der Frauenklinik zur Abklärung. Mein ungutes Bauchgefühl ließ mich, kurzfristig über eine Freundin organisiert, eine Zweitmeinung einholen, noch bevor ich überhaupt die Erstmeinung der Klinik hatte. Ich wollte einfach vorbereitet sein. Dieser Arzt teilte aber die Meinung meines Frauenarztes: „Ja, es sieht komisch, aber nicht nach Krebs aus" und riet mir, die Untersuchungen in der Klinik abzuwarten.

Obwohl auch die sympathische Ärztin in der Frauenklinik entspannt blieb und nichts Bösartiges dahinter vermutete, ließ ich nicht mehr locker. Ich wollte für meinen Kopf endlich Klarheit und Ruhe haben und so vereinbarten wir für Mitte Januar 2020 einen Termin zur Bauchspiegelung.

Die letzten Tage bis zur OP bekam ich zunehmend Schmerzen und watschelte wie eine Schwangere durch die Gegend. Die Erklärung dafür gab es nach der Operation. Die „Zyste" war kindskopfgroß gewesen und sah nun „suspekt" aus. Aber mehr als „es war keine Zyste, aber auch kein Eierstockkrebs" konnten mir die Ärzte nicht sagen. Also hieß es warten, was die Pathologie rausfand. „Wir rufen Sie an, wenn wir was wissen, aber es kann durchaus Wochen dauern." Und damit war ich vorerst entlassen. Von Klarheit und Ruhe im Kopf zwar keine Spur, aber doch irgendwie eine große Erleichterung, dass es kein Eierstockkrebs war.

Am 28. Januar 2020, einen Tag mach meinem 49. Geburtstag, erreichte mich dann beim Frühstück mit einer Freundin in Portugal der Anruf der Klinik. „Wir wissen jetzt, was es ist. Es tut mir sehr leid, aber es ist doch Krebs. Ein recht seltener. Ein NET, ein neuroendokriner Tumor. Mehr wissen wir auch noch nicht."

4. Wie bist du damit umgegangen? Was waren deine ersten Gedanken und folglich Taten? Vor welchen Herausforderungen standest du? Wie hast du dich gefühlt?

Die Beschreibung, „es hat mir den Boden unter den Füßen weggezogen" trifft es wohl am besten. Die ersten Stunden verbrachte ich in Schockstarre, gemischt mit Todesangst, purer Verzweiflung und der Recherche bei Dr. Google auf der Couch meiner Freundin. Mein Mann brach sofort seine Auslandsgeschäftsreise ab und kam mit dem nächsten Flieger zurück. Als ehemaliger Krebspatient wusste er nur zu genau, was gerade in mir vorging, aber auch, was in etwa auf mich zukommen würde. Wir hielten uns in den Armen und weinten die erste Nacht durch. Gleichzeitig war er mein großes Glück: Ich hatte jemanden an meiner Seite, der mich wissend durch diese ersten Tage begleitete, mich auffing, meine Fragen beantwortete und mir half, mein Gefühlschaos und Gedankenkarussell halbwegs unter Kontrolle zu halten.

Da bereits drei Tage später weitere Untersuchungen in der Klinik geplant waren, zwang mich die Organisation unserer Rückreise erstmal zu funktionieren. Mit dem Wohnmobil zu fahren schied aus Zeitgründen aus und so flogen wir, mit dem Notwendigsten in vier Taschen und Koffern verstaut, zurück nach Deutschland – in dem Vertrauen, dass mein Mann unser Wohnmobil und unseren Hund, den wir in einer Hundepension unterbrachten, schon bald nachholen können würde.

Leider brachten all die Untersuchungen in den folgenden Tagen keine neuen Erkenntnisse. Niemand wusste, ob der in der OP entfernte Tumor der Primärtumor oder eine Metastase war. Ohne dieses Wissen konnte aber keine Therapie gestartet werden. Die Ärzte waren mit ihrem Latein und ich mit meinen Nerven am Ende. Wir einigten uns gemeinsam darauf, ein spezialisiertes NET-Zentrum einzuschalten, und damit schickten sie mich erstmal wieder „nach Hause".

Tja, die hatten gut reden. Unser (rollendes) Zuhause stand in Portugal. Wir hatten, pur aus meinem Sicherheitsdenken heraus, zwar eine Notfallwohnung in Deutschland, aber die war leer. Nur ein Bett stand drin. Sonst nichts. Keine Küche, keine Sitzgelegenheit. Und als wenn das alles nicht reichte, kam ein paar Tage später auch noch Corona um die Ecke, verzögerte alles, schürte zusätzlich meine Existenzängste als Selbständige, deren Business sehr stark vom Reisen abhängig war, und verhinderte für Monate, dass wir unser Wohnmobil samt Sachen nachholen konnten.

Diese ewige Wartezeit, in der so gar nichts passierte, machte mich schier wahnsinnig. Die Vorstellung, dass noch irgendwo ein Primärtumor sitzen könnte, der diese Zeit völlig ungestört zum Wachsen nutzen könnte, schürte meine Ängste oft ins Unermessliche. Erst der Termin beim NET-Spezialisten brachte endlich Bewegung rein. Er hatte gleich eine Ahnung, ordnete ein PET-CT an, gewann den Streit mit der Krankenkasse wegen Kostenübernahme (ja, man hielt diese Untersuchung für unnötig!) und so wussten wir Anfang April 2020, zehn zermürbende Wochen nach Erstdiagnose und ganze sieben Monate nach Entdeckung der „Zyste", endlich, was wirklich los war: Ich hatte einen NET am Dünndarm, der durch Abtropfmetastasen (ja sowas gibt es) in die Eierstöcke metastasiert hatte. Mein NET-Doc machte mir trotzdem Hoffnung auf eine kurative, sprich heilende, Operation und ging davon aus, dass, „wenn sich unter der OP keine bösen Überraschungen ergeben", sich das Thema damit erstmal für mich erledigt hat. Ich war so erleichtert! Ich schöpfte wieder Hoffnung, blühte förmlich auf, war voller Tatendrang und freute mich regelrecht auf meine OP drei Wochen später.

Und wieder kam es anders. Nach meiner Operation war klar: Man hatte den Primärtumor samt Teilen meines Dünn- und Dickdarms entfernen können, aber auch zusätzlich Metastasen u.a. auf der Leber und im Bauchfell gefunden. Auch wenn sie alle sicht- und tastbaren Metastasen entfernen konnten – der Tumor hatte bereits gestreut. Mindestens fünf bis sieben Jahre hatte er, nach Schätzung der Ärzte, unbemerkt wachsen und sich im Bauchraum ausbreiten können. Das war's. Ab sofort galt ich als palliativ, unheilbar. Egal welche Therapie folgen würde, es würde nur noch um Lebenszeit gehen. Mein Albtraum wollte kein Ende nehmen.

5. Welche Entscheidungen hast du aufgrund dessen getroffen?

Ganz am Anfang meiner Diagnose glaubte ich zu ahnen, wie (m) eine Krebstherapie aussehen könnte. Operation, Chemo, ggf. noch Bestrahlung und nach sechs bis acht Monaten ist es hoffentlich geschafft. Mein NET-Doc erklärte mir schon im ersten Gespräch, dass NETs anders sind. Sie wachsen meist langsam, können an unterschiedlichen Stellen im Körper auftreten, unspezifische Beschwerden verursachen und sich lange gut tarnen. Wegen dieser Tarnung, und weil sie eher selten sind, haben sie das Zebra als Maskottchen. Nur um eine Idee zu bekommen: Unter ca. 500.000 Krebsneuerkrankungen im Jahr in Deutschland sind nur ca. 3.000 NETs, aber ca. 69.000 Brust- und ca. 60.000 Darmkrebserkrankungen. Die meisten „NETtis" bekommen, so wie ich, erst nach vielen Jahren ihre richtige Diagnose.

Die nach meiner Operation angedachte Therapie sollte das Wachstum noch unerkannter Tumorzellen verlangsamen – weil verhindern oder gar zurückdrängen lässt es sich damit selten. Die dafür notwendige Spritze würde ich zukünftig alle 28 Tage von einem geschulten Arzt bekommen – erstmal für mindestens fünf Jahre (!). Wie bitte? Wie sollte das gehen? Wir lebten doch im Wohnmobil, wollten wieder europaweit unterwegs sein ... und nun sollte ich alle 28 Tage zu meinem Arzt zurück? Stopp! Nein! Das will ich nicht! Es schien, als zerbrach nun auch noch das letzte Stück meines alten Lebens. Weinend saß ich vor meinem NET-Doc. Der reagierte, wie so oft, pragmatisch. „Sie könnten auch angelernt werden und sich dann selbst spritzen. Aber, ich sag's Ihnen gleich. Die wenigsten wollen das. Schauen Sie sich dieses Monster von Spritze an. Diesen Dartpfeil müssten Sie sich dann selbst in den Oberschenkel rammen. Da gehört viel Mut dazu. Wollen Sie das wirklich?" Und ob ich wollte! Um mir wenigstens das Gefühl von Freiheit und einem normalen Leben zu erhalten, war ich zu vielem bereit. Und egal wie viel Überwindung es mich auch heute manchmal noch kostet, es war eine der besten Entscheidungen, die ich getroffen habe.

Frühzeitig habe ich mir Unterstützung bei einem Psychoonkologen geholt. Diese Gespräche machten mir so viel Mut, halfen mir, das Gedankenchaos zu sortieren und letztendlich eine für mich lebenswichtige Entscheidung zu treffen:

Egal wie viel Zeit der Krebs mir womöglich von hinten von meinem Lebensstrahl wegnimmt – die Zeit bis dahin gehört definitiv mir! Die nimmt er mir nicht auch noch und ich werde sie nutzen, so gut ich kann. Und das gelingt mir meistens auch wirklich gut!

Bedingt durch Tumor, Operation und Therapie hatte (und habe) ich oft mit unvorhersehbaren heftigen Durchfällen zu kämpfen – und ich meine heftig. Gerade am Anfang sorgte das schon für ultra-peinliche Momente, so dass ich mich bald nicht mehr aus dem Haus traute. Mein Lieblingsapotheker mit seiner herzlich-pragmatischen Art war es, der mich wachrüttelte. „Sie werden doch nicht bis hierhin alles so gut gemeistert haben, um nun für den Rest Ihres Lebens zu Hause zu hocken?" Es brauchte trotzdem einige Überwindung und vieler Bestätigungen meines Mannes, dass „man nichts sieht", bevor ich irgendwann in womöglich gefährlichen Situationen vorsichtshalber Inkontinenzhosen trug. Ja, sexy ist anders! Es ist ehrlich gesagt sogar richtig große Sch..., aber längst nicht so schlimm, als wenn genau diese in der Hose landen würde.

6. Wie hat sich dein Leben verändert? Wie hat sich dein Umfeld verändert?

Mein Leben ist, trotz einiger Einschränkungen, noch so viel schöner, bunter, reicher geworden, wie ich es davor nie für möglich gehalten hätte.

Als mir klar wurde, dass ich für den Rest meines Lebens mit meinem „Zebra im Gepäck" würde leben müssen, suchte ich für mich händeringend eine Lösung, mit dieser immer wiederkehrenden Angst – Wächst der Tumor weiter? Kommen neue Metastasen? Wie lange wirkt die Therapie? – besser umgehen und leben lernen zu können. Als ich „zufällig" von einer psychoonkologischen Beraterausbildung erfuhr, wusste ich: Das war's! Hier ist meine Lösung! Wenn ich all die Methoden und Tools eines psychoonkologischen Beraters kannte, konnte ich mir auch selbst helfen! Und so startete ich sechs Wochen nach meiner großen OP hochmotiviert diese Ausbildung – nicht ahnend, wie grundlegend sie mich und mein Leben verändern und der Grundstein meines absoluten Herzensprojektes „Colour your Life" sein würde.

Mein direktes Umfeld, allen voran besonders mein Mann und meine Kinder, war und ist einfach nur super. Bereits vor der Diagnose hatte es sich durch meine Persönlichkeitsentwicklung und unseren etwas anderen Lebensstil schon sehr positiv verändert. Ich bin sehr früh sehr offen mit meiner Erkrankung umgegangen und habe meine Familie und Freunde nur um einen einzigen Gefallen gebeten: Versucht mir so viel Normalität wie möglich zu geben. Lasst uns weiter, im Rahmen meiner Möglichkeiten, zusammen schöne Dinge erleben, zusammen lachen und auch über andere Dinge als nur über meine Krankheit reden. Und genau das haben sie getan und machen sie auch heute noch. Und dafür bin ich jedem Einzelnen so unglaublich dankbar! Gleichzeitig sind viele neue Herzensmenschen auf so unterschiedlichen Wegen in mein Leben getreten, die, jeder für sich, auf seine Art mein Leben unheimlich bereichern. Ich möchte keinen von ihnen mehr missen.

7. Was ist dadurch entstanden? Welche Erkenntnisse / Einsichten hast du gehabt? Welche persönliche Bedeutung misst du deinem Schicksalsschlag zu?

Durch die Diagnose, die Auseinandersetzung mit meiner eigenen Endlichkeit und meine Coaching-Ausbildungen ist ein Auf- und Verarbeitungsprozess in Gang gekommen, der so wertvoll war, auch wenn er eine bittere Erkenntnis hervorbrachte, die ich zwar lange ahnte, aber nicht wahrhaben wollte: Ich hatte viel zu sehr im Außen gelebt, überangepasst in dem Versuch, es möglichst allen recht zu machen und/oder ihre (vermeintlichen) Erwartungen zu erfüllen. Dabei habe ich mich, meine Bedürfnisse und meinen Körper vernachlässigt und bin oft weit über meine Grenzen gegangen.

Heute lebe ich meinen Alltag viel bewusster, folge mehr meinem Herzen, achte auf die Signale meines Körpers, wage mich mehr aus meiner Komfortzone und beginne MEIN Leben zu leben. Wie schon an den Formulierungen zu erkennen ist, klappt das nicht von heute auf morgen, das ist ein Prozess, bei dem mir drei magische Fragen helfen, meinen Weg zu finden:

WILL ich das? Will ICH das? Will ich DAS?

Schon zweimal hatte ich mein Leben radikal geändert und trotzdem haben mich alte Verhaltens- und Glaubensmuster an Dingen festhalten (oder wieder dahin zurückkehren) lassen, die mir nicht guttaten, die mich bremsten oder einschränkten. So schlimm es sich jetzt anhört, vielleicht habe ich genau deshalb auch die Metastasierung mit einem NET gebraucht – damit mir genau das nicht noch einmal passiert.

Und trotz allem bewahrheitete sich auch bei meiner Diagnose mein Lebensmotto: „Wer weiß, wofür es gut ist", denn neben einigem Negativen hat es auch so viel Positives mit sich gebracht, wofür ich unglaublich dankbar bin.

8. Wo stehst du heute? Wie lebst du damit? Was hast du gelernt? Was hat sich verändert?

Erst letztens habe ich zu meinem Mann gesagt: „Ich glaube, ich war noch nie so glücklich wie jetzt." Ich denke, das sagt sooo viel aus.

Inzwischen habe ich meine Erkrankung weitestgehend akzeptiert. Das war nicht immer leicht, aber die Erkenntnis, dass ein Ankämpfen gegen etwas, was ich nicht ändern kann, Unmengen an Energie kostet, die ich viel sinnvoller für schöne Dinge nutzen kann, hat vieles vereinfacht. Ja, ich habe ein Zebra im Gepäck – und, wenn's nach den Ärzten geht, auch mein Leben lang (was mich aber nicht daran hindern wird, trotzdem zu versuchen, es auszuwildern!). Aber noch entscheide ICH, was wir beide tun und wo es langgeht. Immer öfter, wenn der Rucksack schwerer wiegt, halte ich an und schaue, was ich mir Gutes tun kann, um wieder Kraft zu sammeln; was ich vielleicht auf andere Schultern verteilen kann oder was gar nicht mehr in meinen Rucksack gehört.

Seit meiner Diagnose ist auch so viel Schönes in meinem Leben passiert. Ich tue heute Dinge, die ich mir vorher nicht mal erträumt, geschweige denn zugetraut, hätte. So begleite ich z.B. als Cancer Coach Krebsbetroffene auf ihrer Reise und statt dass es mich runterzieht, wie einige immer wieder befürchten, freue ich mich mit ihnen an den kleinen und großen Erfolgen auf ihrem Weg, schöpfe durch diese Begegnungen so viel Kraft und lerne auch für mich selbst immer wieder Neues.

Wohin mich mein Weg noch führt, ob ich Umleitungen gehen oder auch mal in Sackgassen landen werde – ich weiß es nicht. Und das ist okay. Ich vertraue immer mehr, dass die richtigen Dinge und Menschen zum richtigen Zeitpunkt in mein Leben kommen werden, auch wenn es vielleicht noch etwas dauert (es scheint, es wird doch noch was mit der Geduld und mir ;-)).

9. Was hat dir geholfen, heute da zu sein, wo du bist? Was hat dir geholfen, mental stark zu bleiben, und was hat dir Kraft gegeben? Deine TOP 5! Dein Geheimnis mentaler Stärke!

Ein unterstützendes Netzwerk aus Familie, Freunden, Mentoren und Herzensmenschen. Ich weiß nicht, wo ich heute ohne sie sein würde.

„Wer weiß, wofür es gut ist." Die Überzeugung, dass alles aus einem Grund passiert, motiviert mich, selbst in vermeintlich aussichtslosen Situationen nach dem Positiven im Ganzen zu suchen und weiterzumachen.

Bestimmte Dinge, die mir widerfahren, kann ich nicht ändern. Was ich aber ändern kann, ist, wie ich damit umgehe.

Meine eigenen Werte wie Freiheit, Selbstbestimmung, Lebensfreude, Offenheit, Empathie, Vertrauen haben schon vor der Diagnose mein Leben bestimmt und geben mir immer wieder den Antrieb, um sie mir zu erhalten und dafür nach Lösungen zu suchen.

Immer wenn die Frage „Warum ich?" hochkommt, erinnere ich mich an den Spruch meines Bruders, der mich seit meiner Kindheit begleitet: „Der liebe Gott legt nur denen Steine in den Weg, wo er sicher ist, dass sie die beiseiteschaffen können." Ich bin zwar nicht christlich erzogen, aber der Gedanke, dass ich nur Aufgaben bekomme, die ich auch lösen kann, gibt mir unheimlich viel Kraft.

10. Wenn du die Zeit zurückdrehen könntest, würdest du etwas anders machen?

Will ich die Zeit überhaupt zurückdrehen? Alle Entscheidungen, die ich in meinem Leben getroffen oder nicht getroffen habe, alle Dinge, die ich in meinem Leben getan oder unterlassen habe, haben mich letztendlich genau zu dem Menschen gemacht, der ich heute bin. Bei jeder vermeintlichen Fehlentscheidung habe ich gelernt. Jedes Tief hat mich Dinge gelehrt, die mir heute helfen, mich immer wieder den Herausforderungen des Lebens zu stellen.

Aber eins vielleicht. Vielleicht hätte ich mich früher mit mir selbst auseinandersetzen und mehr auf mich und meinen Körper achten wollen. Hätte das meinen Krebs verhindert? Vielleicht. Vielleicht aber auch nicht.

11. Wie siehst du deine Zukunft?

a) Was ist deine Vision?

Meine Vision ist es, als NET-Botschafterin ein Bewusstsein für diese seltene Krebserkrankung zu schaffen, sodass Patienten und Ärzte auch mal an Zebras denken, wenn sie Hufschläge hören, und damit frühzeitige(re) Diagnosen und optimale(re) Heilungschancen ermöglichen.

b) Wie ist dein Lebenssinn?

Das Beste aus meiner Zeit hier auf Erden zu machen; glücklich zu sein. Zu erleben, wie durch mein Wirken andere Menschen ihr Leben bestmöglich gestalten, egal in welcher Situation sie gerade sind, erfüllt mich sehr und gibt meinem Leben einen Sinn.

c) Dein Lebensmotto?

„Es gibt keine Zufälle" und „Wer weiß, wofür es gut ist"

d) Wenn du deinem damaligen Ich am Anfang deiner Krise drei Tipps mitgeben könntest, welche wären es?

Bleib positiv, aber unterdrücke negative Gefühle wie Angst, Wut, Trauer nicht. Sie gehören zu dir und sind wichtig, um verarbeiten und akzeptieren zu können.

Der Krebs ist nur ein kleiner Teil von dir. Du bist - und kannst - noch so viel mehr.

Palliativ heißt nicht, dass du morgen sterben wirst. Es heißt erstmal nur unheilbar. Und auch wenn du es dir jetzt noch nicht vorstellen kannst: Das Leben mit Krebs ist nicht nur schwarz und grau, sondern auch ganz viel das mit den bunten Farben - wenn du es zulässt! Es liegt so viel an dir, was du daraus machst. Also sei mutig, schwing den Pinsel und „Colour your Life". Egal, ob es „nur" viele kleine Tupfer oder auch ein richtig großer Klecks ist - das Gesamtwerk zählt!

e) Wo und wie können wir mit dir Kontakt aufnehmen?

Instagram   Zebra_im_Gepaeck

Webseite   www.colour-your-life.care

NET-Botschafterin|Cancer Coach|Bloggerin

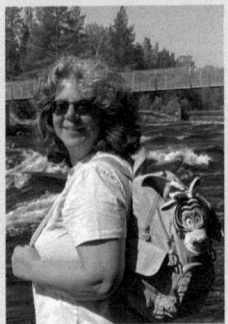

Nach jahrelangen unerklärlichen Beschwerden erhielt Silke im Januar 2020 die Diagnose neuroendokriner Tumor (NET), eine seltene, gutgetarnte Krebserkrankung, die viel zu oft erst im fortgeschrittenen Stadium diagnostiziert wird.

Heute hat sie ihren Weg gefunden, mit diesem „Zebra im Gepäck" zu leben, leistet unermüdlich Aufklärungsarbeit und unterstützt als Cancer Coach andere Krebsbetroffene, ihr Leben während, nach oder auch mit dem Krebs bestmöglich zu gestalten.

Lass Dich von keiner Diagnose in die Knie zwingen

Simone Braunsdorf-Kremer Mutter eines Kindes mit Behinderung

1. Wie war dein Leben vor dem Schicksalsschlag/vor der Diagnose/vor dieser Krise?

Eine Redensart sagt: „Jeder hat im Leben sein Päckchen zu tragen." Gedanklich ergänze ich gerne: „Der eine früher – der andere später." Ich gehöre zur Gruppe derer, die das Päckchen schon früh bekommen hat.

Geboren und aufgewachsen bin ich am Rand des Westerwalds. Ich hatte eine wundervolle und behütete Kindheit, an die ich gerne zurückdenke. Es gab so viel Platz, um mit meinen Freunden die Welt und das Leben zu entdecken – meine Eltern gaben mir die Freiheit, mich selbst zu entfalten. Ich wuchs zu einem glücklichen Teenager heran und glaubte, dass dieses Glück für mich nie enden würde.

Bis zu einem Tag im Oktober 1991. Es war der Tag, an dem meine Mutter an Krebs starb. Ich war zu diesem Zeitpunkt vierzehn Jahre alt – und wurde über Nacht erwachsen.

Die folgenden Jahre waren nicht immer leicht, aber die schönen Momente überwogen. Mein Vater heiratete wieder und ich bekam Geschwister: Das hatte ich mir immer gewünscht! Ich schloss die Schule ab und begann eine Ausbildung in Wiesbaden. Als feststand, dass ich nach der Ausbildung übernommen werde, suchte ich mir dort eine Wohnung und zog zu Hause aus. Ich lernte einen Mann kennen, zog mit ihm zusammen und bekam mein erstes Kind. Alles schien perfekt.

Bis zu einem Tag im Oktober 2011. Es war der Tag, an dem mein Partner mit nur 38 Jahren an den Folgen eines Schlaganfalls verstarb. Unser Kind war zu diesem Zeitpunkt fünf Jahre alt.

Erneut sammelte ich die Scherben meines Lebens zusammen.

Alleinerziehend und – zum damaligen Zeitpunkt – als Teilzeitkraft tätig, konnte ich mir die Miete nicht mehr leisten. Außerdem fehlte mir auch praktische Unterstützung, um den Alltag zu bewältigen. Also gingen wir zurück in den Westerwald zur Familie. Meinen Job in Wiesbaden behielt ich und pendelte jeden Tag. Die Monate vergingen und wir kamen psychisch langsam zur Ruhe. Was uns – aber vor allem meinem Kind – dabei sicherlich zugutekam, war die Tatsache, dass ich selbst als Kind ein Elternteil verloren hatte: Ich wusste um die Gefühle und Phasen des Trauerprozesses. Wir gingen gemeinsam durch diese Zeit: mal lachend, mal weinend – aber durch dieses Erlebnis sehr eng verbunden.

Im folgenden Jahr wurde ich 35 Jahre alt. Ich blickte zurück und dachte: „Jeder hat im Leben seine Päckchen zu tragen – ich habe meine bereits getragen! Ab jetzt wird´s besser." Also blickte ich nach vorn und lernte wieder einen Mann kennen.

Die Chemie passte von Anfang an. Und, was mir noch wichtiger war (!), auch die Chemie zwischen ihm und meinem Kind. Nach wenigen Monaten zogen wir zusammen, nach einem Jahr heirateten wir. (Ja: Wir sind immer noch verheiratet, falls der eine oder andere sich das fragt.)

Mein Mann hatte zu dem Zeitpunkt keine eigenen Kinder, er wünschte sich aber eins. Dass auf dem Ultraschall dann zwei Kinder zu sehen waren, schockte mich: Zwillinge? Wie sollte ich das schaffen? Aber mein Mann meinte, dass wir Wege finden würden. Es gäbe für jedes Problem eine Lösung.

Nur wenige Wochen später, im März 2014, stand fest, dass wir keine Lösungen mehr suchen müssen. Wir verloren die Zwillinge.

Zum ersten Mal in meinem Leben stellte ich mir die Frage: „Warum schon wieder ich? Habe ich denn noch nicht genug Päckchen bekommen?"

Aber erneut rappelte ich mich auf, kehrte Scherben zusammen und blickte nach vorn. Im Herbst 2014 war ich wieder schwanger. Und voller Angst, dass auch diesmal etwas schiefgehen könnte.

Leider war meine Angst begründet. Denn es folgte der wohl schwerste Schicksalsschlag meines Lebens.

2. Wann hast du erste Anzeichen gemerkt/wahrgenommen? Was hast du getan?

Die Schwangerschaft war vom ersten Tag an schwierig: Ich hatte mehrfach Sturzblutungen, pendelte permanent zwischen Krankenhaus und zu Hause. An arbeiten gehen war gar nicht mehr zu denken, ich musste strikte Bettruhe einhalten. Die Angst um das Leben meines Kindes wurde mein ständiger Begleiter, psychisch war ich in einer absoluten Ausnahmesituation.

Nach wenigen Wochen zeigte sich im Ultraschall, dass unser Baby nicht wuchs.

Es wurden viele Screenings gemacht, alle ohne Befund. Das Baby schien gesund, nur sehr klein. Niemand hatte eine Erklärung dafür.

Für mich stand damals fest: Ich möchte kein Kind mit Behinderung. Ein solches Leben traute ich mir nicht zu – auch im Hinblick auf mein anderes Kind, das schon genug erlebt hatte! Also machte ich einen Praenatest®: Wir wussten nun, dass wir einen Jungen erwarten. Zu 99,9 % gesund. Die Erleichterung bei uns war riesig!!! Endlich würde alles gut werden.

Unsere Ärzte jedoch wurden in den folgenden Wochen immer unruhiger. Die Untersuchungen zeigten kaum mehr Wachstum und unklare Strukturen im Bauchraum des Babys. Man riet uns, trotz Blutungen zu einer Fruchtwasseruntersuchung. Wir ließen sie durchführen. Aber auch hier war das Ergebnis: Zu 99,9 % ist das Kind gesund.

Die Ärzte suchten nach Erklärungen. Die Vermutung einer Plazentainsuffizienz stand im Raum. Kein Grund zu riesiger Sorge, aber wir sollten uns darauf einstellen, ein Frühchen zu bekommen.

Mit dieser Aussage hatten sie recht: unser Sohn Jonathan wurde nach vorzeitigen Wehen am späten Abend des 22.04.2015 in der 28. SSW per Notkaiserschnitt geboren.

Er war 490 g schwer, 29 cm groß und hatte einen Kopfumfang von 20 cm.

3. Wann stand es fest? War es abzusehen oder kam es aus heiterem Himmel?

Jonathan war etwa zwölf Stunden alt, als ich ihn kennenlernen durfte. Ich stand am Inkubator und blickte auf diese Handvoll Mensch – unfähig zu begreifen, dass DAS mein Baby war. Er war so unfassbar winzig.

Doch so klein er auch war, so groß war sein Kampfgeist: Er atmete von Anfang an allein und benötigte nur eine Sauerstoffunterstützung, einen sogenannten „CPAP", der den größten Teil seines Gesichts verdeckte. Und so fiel mir in den ersten Tagen nur auf, dass seine Hände und Füße „anders" aussahen: Sie waren sehr fleischig, mit kurzen Fingern und Zehen.

Bald schon konnte der CPAP zeitweise entfernt werden und zum ersten Mal sahen wir Jonathans Gesicht. Er hatte weder Wimpern noch Brauen – aber extrem große Augen. Seine Nase wirkte riesig in dem kleinen Gesicht, das Kinn und die Stirn waren fliehend. Seine Ohren saßen tief am Kopf. Weiterhin fiel uns auf, dass seine Arme und Beine sehr kurz und sein Bauch sehr dick waren. Wir sprachen die Ärzte darauf an. Doch die wiegelten ab und sagten, Extremfrühchen sehen eben anders aus.

Mich beruhigte diese Aussage nicht. Die anderen Extremfrühchen auf der Station sahen nicht aus wie Jonathan. Und mein Gefühl hatte mich nicht getäuscht:

Einige Tage später teilten die Ärzte uns mit, dass Jonathan vermutlich kleinwüchsig sei. Das war nicht, was wir hören wollten, aber andererseits dachten wir, nun endlich den Grund für all die Schwierigkeiten in der Schwangerschaft gefunden zu haben – was eine große Erleichterung war! Mein Mann und ich waren uns auch direkt einig: Es gibt Schlimmeres als Kleinwuchs. Wir werden das schon schaffen.

Unsere „Positivität" währte nur wenige Tage. Dann nämlich verkündeten uns die Ärzte das Ergebnis einer Ultraschalluntersuchung von Jonathans Gehirn. Und dieses Ergebnis war niederschmetternd: Es waren sehr viele Hirnfehlbildungen vorhanden. Die Humangenetikerin der Klinik würde ein Gespräch mit uns führen.

In diesem Moment war es, als würde der Boden sich unter meinen Füßen auftun, alles um mich herum war wie in Watte gepackt – und ich war in einem Albtraum gefangen.

Das Gespräch mit der Humangenetikerin brachte nicht die Klarheit, die wir uns erhofft hatten.

Sie teilte uns mit, dass sie eine sehr seltene Erkrankung vermute und erbat unser Einverständnis für eine Genanalyse. Ihren Verdacht würde sie aber erst äußern, wenn er sich bestätigte. Ihr Satz „Damit Sie sich nicht umsonst verrückt machen!" bewirkte bei uns aber das genaue Gegenteil dessen, was sie bezwecken wollte.

Die Wochen vergingen. Jonathan war immer noch im Krankenhaus und die Ungewissheit, was nicht mit ihm stimmte, machte mich fast wahnsinnig.

Es war einer Frage meines großen Kindes geschuldet, dass ich eines Abends im Internet auf ein Foto stieß. Ein Foto vom damaligen Guinness-Weltrekordhalter als „Kleinster Mann der Welt".

Ich starrte das Foto ungläubig an: Dieser Mann sah genauso aus wie Jonathan! Dieselben Auffälligkeiten im Gesicht, dieselben Hände. Dieser Mann hatte einen Gendefekt namens MOPD Typ 2.

Am nächsten Tag suchte ich unsere Humangenetikerin auf und sagte: „Sie vermuten, dass Jonathan MOPD Typ 2 hat." Sie sah mich lange stumm an und antwortete dann: „Nein, ich vermute Typ 1."

Ich hätte es nicht googeln sollen. (Das ist übrigens mein Tipp an jeden da draußen, der eine Diagnose erhält: Googelt nicht!!! Sucht euch lieber Betroffene und redet mit ihnen darüber.) Die erste Information, die ich fand, bezog sich auf die Lebenserwartung. Die Prognose lag bei nur neun Monaten.

MOPD Typ 1 ist eine extreme Form von Kleinwuchs mit vielen medizinischen Herausforderungen wie Knochen- und Hirnfehlbildungen, starken geistigen und körperlichen Einschränkungen und eben einer geringen Lebenserwartung.

Wir baten die Ärzte um ein Gespräch.

Es war das schlimmste Gespräch, das ich jemals geführt habe. Man sagte uns, dass aufgrund der vorhandenen Hirnfehlbildungen komplett ausgeschlossen sei, dass Jonathan jemals allein sitzen, krabbeln oder laufen würde. Allein essen oder trinken sei nicht möglich: Nahrung und Medikamente würden über eine Sonde gegeben werden müssen. Ob Jonathan Emotionen und Schmerz fühlen und zeigen könne, sei ungewiss. Wir sollten uns darauf einstellen, dass er zeit seines (auf jeden Fall kurzen) Lebens ein Vollpflegefall sein und geistig nicht an unserem Leben teilhaben werde.

4. Wie bist du damit umgegangen? Was waren deine ersten Gedanken und folglich Taten? Vor welchen Herausforderungen standest du? Wie hast du dich gefühlt?

Wieder tat der Boden unter mir sich auf und ich hatte das Gefühl zu fallen. Ich, die immer so vehement geäußert hatte, sich kein Leben mit einem Kind mit Behinderung zuzutrauen, hatte nun genau das: ein Kind mit Behinderung. Doch damit nicht genug, sogar ein Kind mit starker Behinderung UND einer verkürzten Lebenserwartung!

Auf den ersten Gedanken, der mir in den Sinn kam, bin ich heute weiß Gott nicht stolz. Es war der Gedanke daran, Jonathan zur Adoption freizugeben.

Die Vorstellung, in wenigen Monaten mein Kind beerdigen zu müssen, raubte mir (im wahrsten Sinne des Wortes) den Verstand.

Vielleicht wäre es leichter, ihn gar nicht erst lieben zu lernen? Gar nicht erst ein gemeinsames Leben mit ihm zu Hause zu haben?

Drei Tage lang habe ich Jonathan nicht im Krankenhaus besucht. Stattdessen habe ich versucht, mir über die Situation klarzuwerden. Gefühle von Angst, Hoffnungslosigkeit, Überforderung, aber auch Wut und Traurigkeit, spülten über mich hinweg. Ich weinte fast pausenlos und hatte einfach keine Ahnung, wie ich mich in meinem „neuen" Leben jemals zurechtfinden sollte.

Nach diesen drei Tagen redete mein Mann Klartext mit mir: „Es gibt nur zwei Alternativen, denn Jonathan atmet und er will leben. Entweder du fährst hin und kümmerst dich um ihn. Oder wir geben ihn zur Adoption frei. Aber dann kümmerst DU dich um die nötige Bürokratie!" Er wählte diese Worte, weil er wusste, dass ich den letzten Schritt nicht würde gehen können. Am nächsten Morgen saß ich im Auto und fuhr zu Jonathan. Seitdem habe ich nie wieder auch nur einen Tag daran gezweifelt, dass er Teil meines Lebens ist.

Einige Monate später, Jonathan war sieben Monate alt, erhielten wir von unserer Humangenetikerin das Ergebnis der Genanalyse. Der Verdacht auf MOPD Typ 1 bestätigte sich. Damit ist Jonathan eins von heute (im Jahr 2022) nur sieben Kindern mit diesem Gendefekt in Deutschland.

Die Frage, die mich seit Monaten beschäftigte, konnte in diesem Termin endlich geklärt werden:

Warum hatten weder der Praenatest noch die Fruchtwasseruntersuchung diesen Gendefekt gezeigt?

MOPD Typ 1 ist so selten, dass darauf nicht automatisch getestet wird. Und das ist bei vielen anderen Gendefekten genauso! Die Pränataldiagnostik ist also keine 100%ige Sicherheit.

5. Welche Entscheidungen hast du aufgrund dessen getroffen (gute und weniger gute)?

Zu dem Zeitpunkt, als die Humangenetikerin uns die Diagnose verkündete, hatte ich bereits meinen Frieden damit gemacht: Jonathan bleibt Jonathan, egal, welchen Gendefekt er hat. Wir wussten, dass unser Leben mit MOPD Typ 1 nicht leicht werden würde – doch wir würden uns von dieser Diagnose nicht in die Knie zwingen lassen! Wir würden versuchen, jeden Tag auszukosten, als sei es der letzte, und die Dinge tun, die Familien mit zwei Kindern eben tun.

Die größte Herausforderung stellt für uns, vor allem für mich, dabei von Anfang an die verkürzte Lebenserwartung dar. Dieses Wissen raubt mir oft (im wahrsten Sinne des Wortes) die Luft zu atmen. Ich habe in diesen Momenten das Gefühl, den Schmerz, der mich nach Jonathans Tod erwarten wird, schon zu fühlen. Deswegen war es von Anfang an mein Wunsch, andere Betroffene zu finden und zu erfahren, wie sie damit umgehen.

Das Schicksal half mir bei der Erfüllung meines Wunsches.

Eines Abends sahen mein Mann und ich fern und kamen zufällig auf eine Reportage über einen Jungen aus Amerika: einen Jungen mit MOPD Typ 2. Nach kurzer Zeit liefen mir Tränen die Wangen hinunter. Dieser Junge konnte laufen, reden, allein essen und das Wichtigste: Er war so glücklich! Ich hörte, was seine Mutter im Interview sagte – ich FÜHLTE sie und sagte voller Inbrunst: „Ich will mit ihr reden!" Mein Mann meinte: „Such sie bei Facebook und schreib ihr." Und das tat ich. Zwar erst Monate später, weil ich mich zuerst nicht traute („Das sind Fernsehstars, denen kann man doch nicht einfach schreiben!") – aber irgendwann war der Wunsch nach Kontakt zu groß und ich schrieb ihr doch. Innerhalb von zwei Stunden hatte ich Antwort. Diese Nachrichten waren der Beginn einer Freundschaft, die bis heute andauert. Und sie waren der Beginn unserer Reise mit der „Walking with Giants"-Familie. Denn von dieser Organisation erfuhren wir nun.

Eine weltweit operierende Organisation mit Sitz in Liverpool, bei der Familien mit Kindern mit einer Form von MPD (so der Oberbegriff dieser Gendefekte) registriert sind und sich untereinander sowie mit dem Forschungsteam austauschen.

Wir nahmen Kontakt auf und wurden innerhalb kürzester Zeit in die Organisation aufgenommen. In einer geheimen Facebook-Gruppe hatte ich nun die Möglichkeit, meinen Wunsch nach Kontakt zu anderen Betroffenen auszuleben: mit über 150 Familien aus aller Welt. In den ersten Tagen konnte ich nicht aufhören zu weinen, aber diesmal vor Erleichterung und HOFFNUNG! Es gab Kinder mit MOPD Typ 1, die deutlich älter als Jonathan – und deutlich älter als die prognostizierten neun Monate! – waren. Und die meisten dieser Kinder konnten motorisch und mental viel mehr, als die Ärzte uns für Jonathan prophezeit hatten. Diese Organisation veränderte unser Leben erneut: zum Positiven!

6. Wie hat sich dein Leben verändert? Wie hat sich dein Umfeld verändert?

Durch den Kontakt zu anderen Betroffenen schöpfte ich so viel Hoffnung: Vielleicht würde mein Leben gar nicht so schlimm werden, wie ich es mir zu Anfang vorgestellt hatte! Vielleicht würden die Hürden, die wir mit Jonathan zu nehmen hätten, viel weniger hoch sein als prognostiziert. Das Wissen, dass es in meinem Leben durch „Walking with Giants" nun Menschen gab, die ich immer um Rat fragen konnte, gab mir meine Kraft und meinen Mut zurück.

Beides hatte ich bitter nötig! Denn unser Leben hatte sich mit Jonathans Entlassung aus dem Krankenhaus völlig verändert.

Ständige Arztbesuche, viele Therapien und Medikamentengaben bestimmen unseren Alltag mindestens genauso sehr wie die Bürokratie. Mit einem Kind mit Behinderung gibt es unfassbar viele Anträge zu stellen und Begutachtungen zu absolvieren, um Leistungen und/oder finanzielle Unterstützung durch die Krankenkasse zu bekommen. Wenn man sie denn bekommt: Wir nahmen damals „Widerspruch einlegen" in unseren normalen Sprachgebrauch auf.

Durch mein großes Kind wurde ich zur Mutter. Durch Jonathan wurde ich zur Ärztin, Krankenschwester, Therapeutin, Apothekerin und Anwältin.

Unsere Lebenssituation war vollkommen anders als zuvor und natürlich waren auch wir nicht mehr die Menschen von vor Jonathans Geburt. Veränderungen, die man selbst durchlebt, ziehen auch Veränderungen im eigenen Umfeld nach sich. Wir haben in dieser Zeit der Krise gemerkt, welche Menschen wirklich bereit sind den Weg mit uns zu gehen – und welche Menschen nicht.

Die meisten Menschen in unserem Umfeld blieben an unserer Seite – und sind es bis heute.

Die Menschen, die gegangen sind, haben wir ohne Groll ziehen lassen. Manchmal gabeln sich die Wege im Leben, das ist der Lauf der Dinge.

7. Was ist dadurch entstanden? Welche Erkenntnisse/Einsichten hast du gehabt? Welche persönliche Bedeutung misst du deinem Schicksalsschlag zu?

Ab dem Moment, als ich durch „Walking with Giants" andere Betroffene zum Austausch gefunden hatte, konnte ich mein Schicksal akzeptieren und blickte optimistischer in die Zukunft. Diese Familien aus aller Welt gaben mir Hoffnung – die die Ärzte mir nicht gegeben hatten.

Nach und nach fanden wir (vor allem über Social Media) immer mehr betroffene Familien aus Deutschland. Viele von ihnen waren nicht in der Lage, Englisch zu sprechen, und konnten somit nicht über die Organisation aus Liverpool in den weltweiten Austausch treten.

Ich wollte aber, dass diese Familien dieselbe Hoffnung fühlen wie ich. Und somit war es für mich der logische nächste Schritt, die Tochterorganisation „Walking with Giants Germany e.V." zu gründen.

Als wir 2018 mit unserer Arbeit starteten, umfasste der Verein sieben betroffene Familien aus dem gesamten Bundesgebiet. Heute, im Jahr 2022, betreuen wir 29 Familien.

In den letzten vier Jahren konnte ich durch meinen persönlichen Schicksalsschlag allen diesen Familien Hoffnung geben. Manche von ihnen haben sogar durch die Kontaktaufnahme zu uns eine Diagnose erhalten, auf die sie lange gewartet haben. Jede dieser Familien hat jetzt durch den Kontakt zum Forschungsteam Zugang zu fundiertem medizinischen Wissen. Und das Wichtigste: Keine dieser Familien ist mehr allein! Weder im Leben der Kinder noch bei ihrem Tod.

Für mich ist die Vereinsarbeit der Sinn in Jonathans Gendefekt: Durch unseren Schicksalsschlag helfen wir so vielen anderen Menschen. Und wenn Jonathan diese Welt eines Tages verlässt, dann wird sein Vermächtnis bleiben. Sein Leben ist nicht umsonst!

8. Wo stehst du heute? Wie lebst du damit? Was hast du gelernt? Was hat sich verändert?

Die letzten Jahre haben mich vor allem gelehrt: Ärzte sind nicht allwissend! Fast keine der Prognosen, die für Jonathan getroffen wurden, hat sich erfüllt. Er ist mittlerweile sieben Jahre alt, kann sitzen, krabbeln und mit Hilfe sogar ein paar Schritte laufen, benötigt keine Sonde für Ernährung oder Medikamentengaben. Emotionen sind vorhanden und werden zum Ausdruck gebracht: Jonathan ist ein fröhliches Kind und lacht sehr viel – kann aber auch ziemlich lautstark und vehement seinen Unmut kundtun. Dass er geistig am Leben teilnimmt, zeigt er vor allem durch seine Kommunikation: Sprechen kann Jonathan noch nicht, aber er verständigt sich mit Bildkarten und Gesten. Vom prophezeiten „Vollpflegefall" sind wir also meilenweit entfernt!

Die Erkenntnis, dass Jonathan Dinge lernt, die medizinisch unmöglich schienen, lässt mich hoffnungsvoll in die Zukunft blicken. „Geht nicht – gibt´s nicht!", denke ich jedes Mal, wenn er wieder etwas Neues gelernt hat.

Und für jeden Meilenstein, den wir gemeinsam erreichen, suchen wir uns ein neues Ziel, auf das wir hinarbeiten. Ziele, die kein Arzt jemals für realistisch hielt.

Aber das weiß Jonathan nicht. Er geht einfach seinen Weg.

9. Was hat dir geholfen, heute da zu sein, wo du bist? Was hat dir geholfen, mental stark zu bleiben, und was hat dir Kraft gegeben? Deine TOP 5! Dein Geheimnis mentaler Stärke (Techniken, Strategien, Umfeld, Therapien, Bücher, Menschen, Vorbilder etc.)!

Für mich war und ist das wichtigste Geheimnis mentaler Stärke der Austausch mit anderen Betroffenen. Egal wie empathisch das Gegenüber auch ist: Niemand kann Gefühle, Ängste und Trauer so gut nachvollziehen wie jemand, der sich in genau derselben Lage wie man selbst befindet.

Auch das soziale Umfeld spielt eine große Rolle, um mental stark zu bleiben. In Krisenzeiten braucht man Familie und Freunde, die stützen und unterstützen, die zuhören, ohne zu bewerten, und

Dinge aus einer anderen Perspektive beleuchten, um neue Möglichkeiten aufzuzeigen.

Ein weiterer Punkt, der mir persönlich sehr geholfen hat, war, den Sinn in meinem Schicksalsschlag zu erkennen. Eine Redensart sagt: „Alles ist immer für etwas gut" – und das stimmt!! Sobald man für sich selbst erkannt hat, WOFÜR es gut ist, kann man seine Situation akzeptieren. Für mich war es der Wendepunkt, an dem ich aufhörte, gegen mein Schicksal anzukämpfen, und ich begann, es in etwas Positives umzuwandeln.

Mentale Stärke ziehe ich auch durch ein bewussteres Leben. Jonathan hat uns gelehrt, jeden Tag zu genießen, als sei es der letzte. Wir schieben nichts mehr vor uns her, sondern tun alles sofort: Weil wir nicht wissen, ob es noch ein „Morgen" oder „Später" mit ihm geben wird.

Mein letztes Geheimnis mentaler Stärke ist die Fähigkeit, nach vorn zu schauen. Es ist ohne Frage schwierig, nicht hinter sich zu blicken! Aber ich habe gelernt, dass es vor mir Schöneres zu sehen gibt als hinter mir. Denn die Vergangenheit kann ich nicht mehr ändern – die Zukunft aber schon.

10. Wenn du die Zeit zurückdrehen könntest, würdest du etwas anders machen? Wenn ja, was (Entscheidung, Handlung etc.)?

Mit dem Wissen von heute würde ich während der Schwangerschaft keine Fruchtwasseruntersuchung mehr machen lassen. Die Erfahrung hat mir gezeigt, dass nicht jeder Gendefekt dadurch auch erkannt wird. Eine 100%ige Sicherheit, ein gesundes Kind zu bekommen, gibt es nicht.

Das Leben bahnt sich seinen Weg. Und wir können nur versuchen, ihn mitzugehen.

11. Abschlussfragen: Wie siehst du deine Zukunft? (Kurze Antworten)

a) **Was ist deine Vision?**

Ich möchte mit meinem Verein genug finanzielle Mittel für die Forschung bereitstellen, damit irgendwann das Leben der von MPD Betroffenen durch die gewonnenen Erkenntnisse verlängert werden kann.

b) **Wie ist dein Lebenssinn?**

Ich glaube, jeder Mensch strebt danach, glücklich zu sein. Ich versuche das zu erreichen, indem ich meine Fähigkeiten einsetze, um anderen Menschen zu helfen.

c) **Dein Lebensmotto?**

Lebe jeden Tag, als wäre es der letzte.

d) **Wenn du deinem damaligen Ich am Anfang der Krise drei Tipps mitgeben könntest, welche wären es?**

„Hab keine Angst vor der Zukunft."

„Vertrau auf dein Gefühl und höre nicht auf das, was andere sagen."

„Versuch den Sinn in dieser Krise zu finden."

e) **Wo und wie können wir mit dir Kontakt aufnehmen?**

Facebook: Jonathan: ein Leben mit MOPD1
Walkingwithgiantsgermany
Instagram: Jonathan_ein_Leben_mit_mopd1
Walkingwithgiantsgermany
Email: Jonathan.mopd1@gmail.com
walkingwithgiantsgermany@yahoo.com
Podcast: Stark.behindert
Vereinsvorsitzende/Bloggerin/Podcasterin

Simone Braunsdorf-Kremer

In ihrem Leben musste Simone Braunsdorf-Kremer bereits einige Schicksalsschläge einstecken, doch ihren Mut und ihre Entschlossenheit hat sie nie verloren. In den sozialen Netzwerken berichtet sie über das Leben mit einem Kind mit seltener und lebensverkürzender Behinderung. Um andere Betroffene zu unterstützen, hat sie den Verein „Walking with Giants Germany e.V." gegründet. Ihr jüngstes Projekt ist der Podcast „stark.behindert", der sich mit dem Thema Inklusion auseinandersetzt.

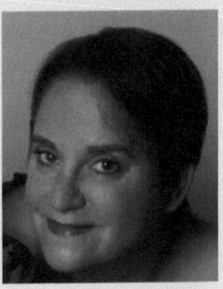

Bei allen diesen Projekten geht es ihr vor allem darum, Mut zu machen und zu zeigen, dass das Leben trotz aller Herausforderungen voller Freude und Bereicherung steckt.

Nachwort & Danksagung

Wie geht es dir nach dem Lesen dieses Buches? Wie fühlst du dich? Demütig, motiviert, inspiriert, dankbar?

Egal, was du fühlst, es ist richtig.

Denn diese Geschichten zeigen dir, dass es im Leben immer weitergeht und dass wir es immer in der Hand haben, wie wir mit vermeintlichen Krisen umgehen! Du hast vermutlich nach jedem Kapitel gesehen, dass du mit den jeweiligen Autoren Kontakt aufnehmen kannst, wenn du noch konkrete Fragen hast, tue es und zögere nicht, sie freuen sich auf dich.

Auf den folgenden letzten Seiten wirst du nun einige Informationen zu unseren Kooperationspartnern finden, die dieses Buch mit unterstützt haben.

Du wirst mehr Infos zu den zwei gemeinnützigen Organisationen bekommen, die wir mit diesem tollen Buch unterstützen. Abschließend wirst du die zwei Geschenke finden, die dir in der Einleitung versprochen wurden.

Ich möchte mich ganz herzlich im Namen aller Autor:innen und Beteiligten bei dir für dein Vertrauen bedanken und zum Ausdruck bringen, dass wir uns alle sehr freuen, wenn du dieses magische Buch weiterempfiehlst und auf Amazon positiv bewertest.

Wir wünschen dir alles erdenklich Gute!

Dein Marc Chapoutier alias Knochenmarc

Die unterstützten gemeinnützigen Organisationen

Mutige Kinder e.V.

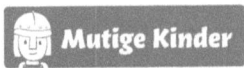 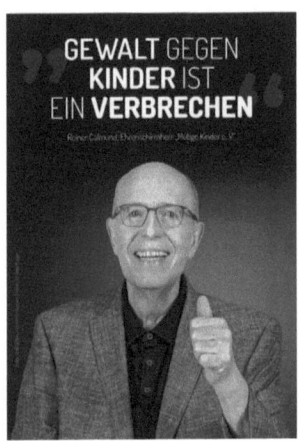

Gemeinsam gegen Kinderarmut und Gewalt.

Der Verein „Mutige Kinder e.V." wurde 2018 mit Reiner Calmund und Wolfgang Bosbach in Odenthal gegründet. Der Verein setzt sich für Kinder und Jugendliche ein, die in einem von Armut und Gewalt geprägten Umfeld hier im Bergischen Land und Köln aufwachsen. Ein besonderer Schwerpunkt dabei ist die Unterstützung von Kindern, die aus unterschiedlichen Gründen nicht genügend Hilfe von ihren Familien erhalten und für die die schulische Betreuung allein nicht ausreicht. Der Fokus liegt auf der Hausaufgabenbetreuung, spielerischer Lernhilfe, sowie verschiedenen kreativen Aktivitäten. Da die Kinder auch Energy brauchen zum Lernen, wird täglich ein frisch gekochtes Mittagessen angeboten.

Zurzeit werden 600 Kinder von den Mutigen Kinder unterstützt und gefördert.

Fruchtalarm

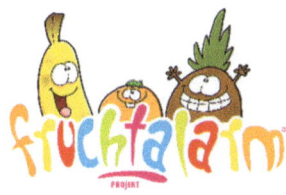

Einmal wöchentlich rollt eine mobile Kindercocktailbar über die Flure von 34 Kinderkrebsstationen, Rehaklinken und Hospizen in ganz Deutschland. Aus verschiedenen Säften, Nektaren und Sirupsorten werden bunte und geschmacksintensive Fruchtcocktails kreiert. Die bunten Drinks mixen die jungen Patientinnen und Patienten direkt am Krankenbett nach den eigenen Wünschen. „Fruchtalarm" fördert so die Aktivität, Selbstbestimmung und Lebensfreude und bietet in einem fremdbestimmten Klinikalltag eine Abwechslung für die schwer erkrankten Kinder und Jugendlichen.

Kooperationspartner

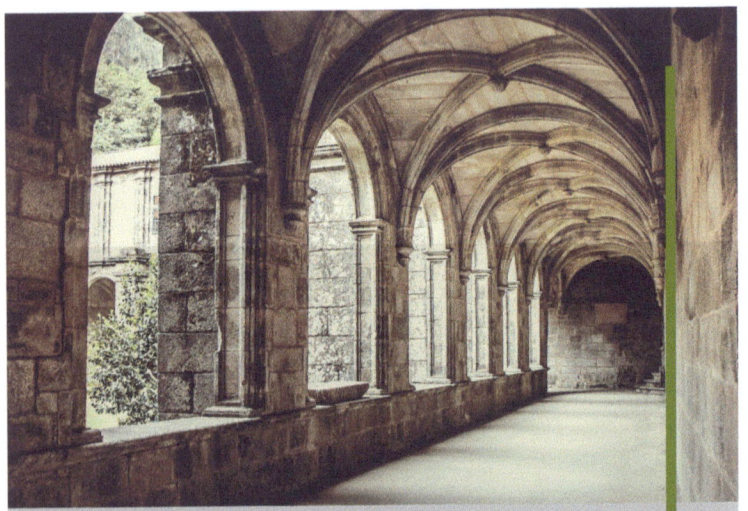

Moderne und Mystik vereint

Ein Kloster – das ist ein Erlebnis, das mit allen Sinnen zu genießen ist: eindrucksvolle Bauten, die Choräle der Mönche, der Geruch alter Mauern, der Geschmack von Klosterbier, das Fühlen historischer literarischer Werke.

Wir organisieren Ihren ganz persönlichen Rückzugsort für Ihr ganz eigenes KlosterErlebnis - individuell und aus einer Hand.

Fühlen Sie sich wohl und konzentrieren Sie sich auf das Wesentliche.

Schauen Sie vorbei oder sprechen Sie uns an:

www.klostererlebnis.de

mail@klostererlebnis.de

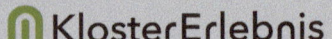

KlosterErlebnis

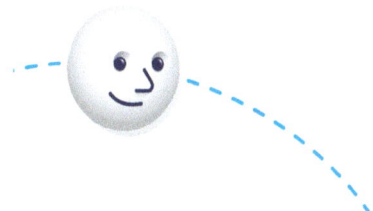

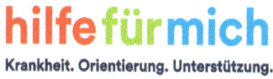

Krankheit. Orientierung. Unterstützung.

Der Online-Wegweiser bei Seltenen Erkrankungen

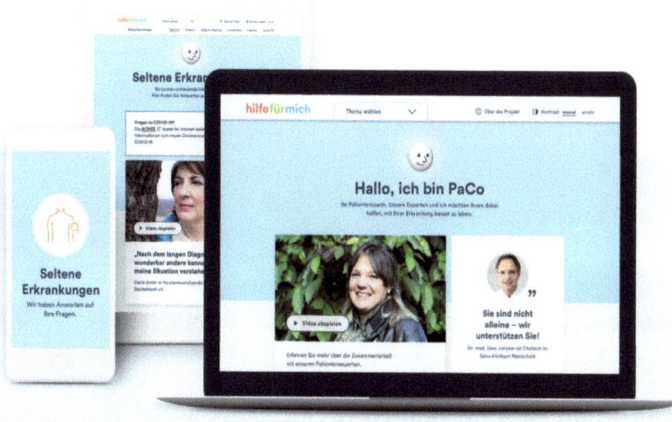

Sie sind auf der Suche nach einer Diagnose oder haben eine Seltene Diagnose erhalten?

Hier erhalten Sie und Ihre Angehörige umfassende Informationen rund um das Leben ohne Diagnose sowie das Leben mit einer Seltenen Erkrankungen.

Mehr Informationen unter
www.hilfefuermich.de

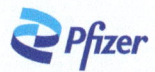

Überraschung
Das Warum-Modell

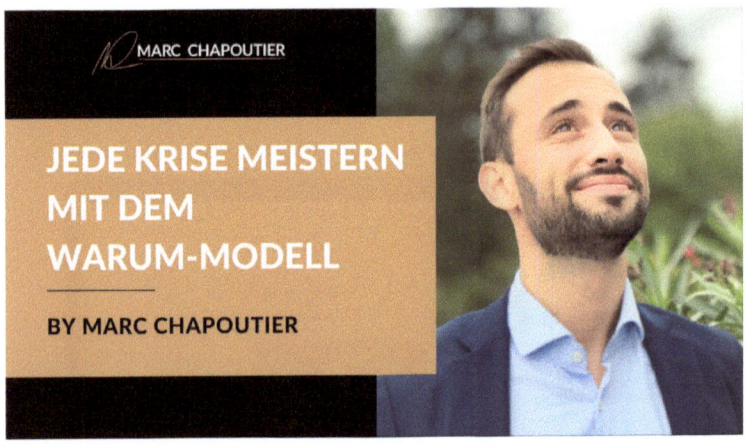

Glaubst du, dass es Menschen gibt, die von Schicksalsschlägen verschont bleiben? Ich bin davon überzeugt, dass es normal ist Krisen zu erleben oder schwierige Lebensphasen durchzumachen. Im Leben geht es nicht darum, diesen zu entkommen. Sondern jede Krise als Chance für Wachstum zu erkennen, um am Ende gestärkt aus ihr hervorzugehen. Und vor allem geht es darum, einen guten Weg zu finden, wie du Krisen meisterst. Ich möchte meinen Weg aus der Krise mit dir teilen und das Konzept, was ich durch zwei Jahre Genesung von einer seltenen Autoimmunerkrankung selbst entworfen und durchlebt habe: Das WARUM-Modell, welches aus den folgenden fünf Phasen besteht:

Phase 1: W wie Wahrnehmen
Phase 2: A wie Akzeptieren
Phase 3: R wie Reflektieren
Phase 4: U wie Unterstützung
Phase 5: M wie Modifizieren

Hier weiterlesen:

Überraschung
7-Tage-Challenge

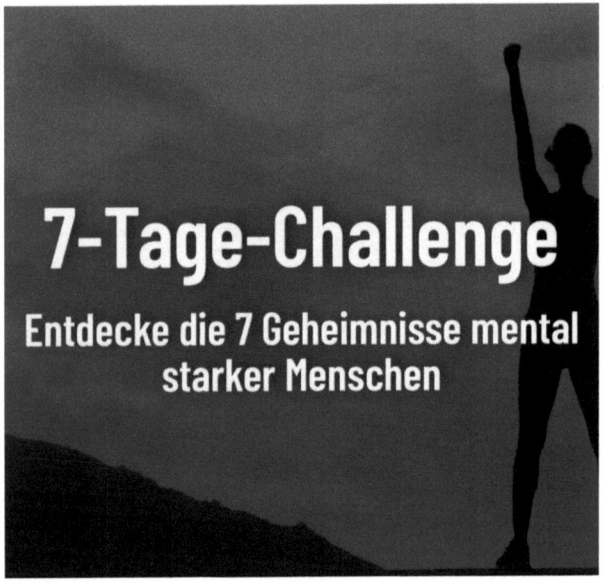

Inspiriert aus mehr als 100 geführten Interviews! Erlerne die 7 wichtigsten Fähigkeiten, um jede Herausforderung zu bewältigen?

Werde in 7 Tagen zu einer selbstsicheren und mental starken Persönlichkeit, so wie die Autoren und Autorinnen.

Nimm jetzt an der 7-Tage-Challenge teil:

Du möchtest in Zukunft informiert bleiben?

Wann finden die nächsten Buchlesungen, Seminare und Retreats statt oder wann kommt der 3. Band raus, dann melde dich zum Newsletter von Marc Chapoutier an und bleibe immer auf dem Laufenden:

Notizen

Notizen